中草药识别与应用丛书

糖尿病、心脑血管病中草药识别与应用

黄燮才　主编

广西科学技术出版社

U0232074

图书在版编目（CIP）数据

糖尿病、心脑血管病中草药识别与应用 / 黄燮才主编. 一南宁：广西科学技术出版社，2017.12（2024.4重印）
（中草药识别与应用丛书）
ISBN 978-7-5551-0732-3

Ⅰ.①糖… Ⅱ.①黄… Ⅲ.①糖尿病—中药疗法②心脏血管疾病—中药疗法③脑血管疾病—中药疗法④中草药—基本知识
Ⅳ.①R259.871②R256.2③R2277.73④R282

中国版本图书馆CIP数据核字（2016）第314940号

糖尿病、心脑血管病中草药识别与应用
TANGNIAOBING、XINNAOXUEGUANBING ZHONGCAOYAO SHIBIE YU YINGYONG

黄燮才　主编

策　　划：罗煜涛　陈勇辉
责任编辑：李　媛
封面设计：苏　畅
责任校对：袁　虹
责任印制：韦文印

出 版 人：卢培钊
社　　址：广西南宁市东葛路66号
网　　址：http://www.gxkjs.com
出版发行：广西科学技术出版社
邮政编码：530023

印　　刷：北京兰星球彩色印刷有限公司
开　　本：890 mm×1240 mm　1/32
字　　数：145千字
版　　次：2017年12月第1版
书　　号：ISBN 978-7-5551-0732-3
定　　价：78.00元
印　　张：5.125
印　　次：2024年4月第2次印刷

《糖尿病、心脑血管病中草药识别与应用》

编委会

主　编：黄燮才

编著者：黄燮才　黄贤忠　黄镇才　林云仙　黄　榆　陆　晖
　　　　黄　霞　韦家福　黄汜臣　刘雪琼　黄超才　黎文珍
　　　　李宁汉　陆佩静　袁　玮　莫智梅　黄钰淇　刘红武
　　　　黄桃林　严仲铠　张效杰　李延辉　杨松年　刘启文
　　　　邬家林　吴光弟　彭治章　郑汉臣　高士贤　刘玉琇
　　　　仇良栋

◆ 前 言 ◆

　　糖尿病和心脑血管病是世界性的常见病、多发病，也是并发症较多的慢性病，对人类健康威胁很大，其发病率和死亡率都很高，因此必须重视预防和及早治疗。我国是糖尿病和心脑血管病的高发区。

　　糖尿病在我国医学中属"消渴"范畴。心脑血管病属"胸痹、胸痛、真心痛、厥心痛、眩晕、头痛、中风、卒中、喑痱"等范畴。消渴、胸痛、真心痛、中风等均首见于《黄帝内经》。《灵枢·五变》载："五脏皆柔弱者，善病消瘅。"此后，《金匮要略》等历代医学文献均有"消渴"的记载。《灵枢·五邪》载："邪在心，则病心痛。"《灵枢·厥论》载："真心痛，手足青至节，心痛甚，且发夕死，夕发旦死。"真心痛是胸痛的重症。《金匮要略》把胸痛称为胸痹，类似现代医学中的冠心病心绞痛。《素问·至真要大论》有"诸风掉眩，皆属于肝"的最早的中风记载。眩晕（眩是眼花，晕是头晕）是现代医学中的脑动脉硬化、高血压和某些脑部疾患的主要症状之一。这说明我国医学对糖尿病、心脑血管病早有认识。我国历代医家运用中医辨证论治原则，使用中草药预防和治疗糖尿病、心脑血管病方面积累了丰富的经验。实践也证明，中草药治疗糖尿病、心脑血管病有较好疗效，历来深受群众喜爱。同时由于中草药具有药物易找、使用简便和花钱少等优点，仍然有许多人使用中草药治疗糖尿病、心脑血管病。为了继承和发掘中国医药学遗产，使中草药在防治糖尿病、心脑血管病中更好地为人类健康服务，我们本着安全、有效、简便、经济和药物易找的原则，选择了民间常用而且疗效较好的中草药，结合临床经验，并参考有关文献资料，编著成这本《糖尿病、心脑血管病中草药识别与应用》。

本书适合基层医生和中草药爱好者参考使用，也可供从事糖尿病、心脑血管病研究和资源开发者参考。希望本书的出版能在普及中草药科学知识、搞好城乡医疗保健、保障人民健康、开发利用中草药及防治糖尿病、心脑血管病等方面提供可靠依据。

当前，"保护自然资源，保持生态平衡，就是保护人类自己"的观点已成为越来越多的国家和人民的共识。因此，希望在开发利用中草药时要注意生态平衡，保护野生资源和物种。对疗效佳、用量大的野生中草药，应逐步引种栽培，建立生产基地，建立资源保护区，有计划地轮采，使我国有限的中草药资源能不断延续，为人类造福。

由于编者的水平有限和受到客观条件的限制，书中难免存在不足之处，欢迎读者提出宝贵意见。

黄燮才

2016年10月

◆编写说明◆

1. 品种：本书收载治疗糖尿病、心脑血管病临床常用中草药100种。每种按名称（别名）、来源、形态、生境分布、采收加工、性味功效、用量、禁忌、验方等项编写。目录的编排按中草药名称的第一个字的笔画多少为顺序。

2. 图片：每种中草药均有形态逼真的彩色图片。除小型草本拍摄全株外，木本、藤本和大型草本只拍摄有代表性的局部，用局部的枝叶、花或果来表现全体，因此在看图时，应对照形态项的描述，通过图文对照，提高识别能力。少数中草药还配有药材彩色图片。

3. 名称：中药原则上采用《中华人民共和国药典》、部颁标准或省（自治区）地方标准所用的名称，草药一般采用多数地区常用名称，以求药名逐步统一。

4. 学名：每种中草药在来源项中只选择1个符合国际命名法规的学名（拉丁学名）。

5. 验方：中西医病名均予采用，所列使用分量可供参考，使用时可根据药物性能和患者体质强弱、病情轻重、年龄大小、发病季节、所处地域等具体情况进行加减，做到辨证论治。凡不明症状或病情严重的，应及时请医生诊治，以免贻误病情。对有毒药物，用量尤须慎重，以免发生不良作用。

水煎服：指用清水浸过药面约2 cm煎药，煎好后滤出药液再加清水过药面复煎，2次药液混合作为1日量，分2～3次服用；病情紧急的，则1次顿服。煎药容器以砂锅为好，忌用铁器。

先煎：矿物类、介壳类（如龟板等）应打碎先煎，煮沸约10分钟后，再下其他药同煎。

后下：气味芳香的药物（如薄荷、砂仁等）宜在一般药即将煎好时下，再煎4~5分钟即可。

布包煎：为了防止煎药后药液浑浊及减少对消化道及咽喉的不良刺激，有些药物（如灶心土、旋覆花等）要用纱布包好再放入锅内煎煮；或先煎去渣，然后再放入其他药同煎。

另炖或另煎：某些贵重药物（如人参、鹿茸等），为了尽量保存有效成分，以免同煎时被其他药物吸收，可另炖或另煎，即将药物切成小片，放在加盖盅内，隔水炖1~2小时。

另焗：含有挥发油，容易出味，用量又少的药物（如肉桂等），可用沸开水半杯或用煎好的药液趁热浸泡并加盖。

冲服：散（粉）剂、小丸、自然汁及某些药物（如三七末、麝香、竹沥、姜汁、蜜糖、白糖或红糖）等，需要冲服。

烊化（溶化）：胶质、黏性大且易溶的药物（如阿胶、鹿胶、龟胶、饴糖等）与其他药物同煎，则易粘锅煮焦，或黏附于其他药物，影响药物有效成分溶解。用时应在其他药物煎好后，放入去渣的药液中微煮或趁热搅拌，使之溶解。

烧存性（煅存性）：将药物加热至焦化呈黑褐色，中心部分尚存留一点深黄色叫做"存性"，千万不能将药物烧成白灰，以致失去药效。

6. 计量：形态项的长度按公制用m（米）、cm（厘米）和mm（毫米）。验方中的重量换算如下：1斤（16两）=500克，1两=30克，1钱=3克。液体按1斤=500毫升。验方的用量，除儿科疾病外，均按成人量，儿童用时应酌减，一般用量如下：1~2岁用成人量的1/5，2~3岁用成人量的1/4，4~7岁用成人量的1/3，8~12岁用成人量的1/2。凡药名前冠有"鲜"字的，是指新鲜的药物，其他均为干燥药，如改为鲜药，一般用量可加倍。外用量可根据药物性能和病情等的不同情况灵活决定。

◆糖尿病简介◆

糖尿病是一种代谢疾病，是由于体内的胰岛素缺乏而引起的糖代谢紊乱为主的全身性疾病，也是一种比较复杂，并发症较多的慢性病。由于糖不能被身体组织利用而潴溜在血中，当血糖升高后，糖随尿排出体外，而发生糖尿（小便中出现糖的成分）。糖尿病除了血糖增高及糖尿外，主要还表现为多喝水、多食、多尿，以后病人由胖变瘦，体重减轻（消瘦），并有焦虑、乏力等症。一般起病缓慢。早期，轻者常无症状，但病重及有并发症者则症状明显而典型。

糖尿病与我国医学的"消渴症"（多饮、多食、多尿、身体消瘦或尿有甜味为特征的病症）相合。根据多饮、多食、多尿的"三多"症状的主次，把消渴症分为上消、中消、下消三类。

上消：表现为烦渴多饮，口干舌燥，尿频量多而色黄，舌边尖红，苔薄黄，脉洪数。

中消：多食易饥，形体消瘦，大便干燥，头晕耳鸣。

下消：尿频量多，混浊如脂膏，或尿甜，口干唇燥，便秘乏力，烦渴喜饮。

◆心脑血管病简介◆

心脑血管病是一种常见病、多发病，其发病率、患病率、死亡率和致残率都很高。心脑血管病分为心血管病和脑血管病。心血管病的主要症状常表现为心慌、心悸、胸闷、胸痛、呼吸困难、紫绀、水肿、咯血、心律失常，严重时眩晕和晕厥等。脑血管病的主要症状常表现为头痛、眩晕、惊悸、昏厥、不省人事，伴有半身不遂（偏瘫）、语言不清、口眼㖞斜等。常见的心脑血管病有以下几种：

冠心病（冠状动脉粥样硬化性心脏病的简称）心绞痛：常因劳累、激动、饱食、受寒后突然发生胸痛，在心前区有压迫感或窒息感或针刺痛或刀割痛，疼痛持续时间一般为3～5分钟，很少超过10分钟，疼痛可放射至左肩、左臂、左颈部。发作时常伴有面色苍白，重者出冷汗、呼吸困难等。本病在我国医学中属胸痹、胸痛、真心痛、厥心痛等范畴。

心律失常：即心脏过早搏动，阵发性心动过速和心房颤动等。患者自觉心悸不宁，心慌神乱，心烦少寐，头晕目眩，肢倦乏力，胸闷气短等。本病与我国医学经典著作《伤寒论》（汉代张仲景著）中的心动悸、脉结代类似。

心肌梗死：起病急剧，疼痛为早期最突出的症状，类似心绞痛，但较为剧烈而持久，持续时间可达数小时，甚至1～2天。严重时伴有面色苍白，烦躁不安，出冷汗，血压下降，甚至休克、昏厥等。

高脂血症：患者常有血脂浓度增高，验血可见甘油三脂、胆固醇及游离脂肪酸增高。B超也可见脂肪肝。

高血压病：是由高级神经活动障碍所引起的疾病，主要表现有血压长期持续地超过140/90 mmHg，而又有头痛、头晕、耳鸣、眼花、四肢麻木、胸闷、心悸、烦躁、疲乏、失眠等症状。病情发展至中、晚期，还可造成心、脑、肾等重要器官的病变。本病在我国医学中属眩晕、头痛等范畴。高血压病是脑出血最常见的病因。

脑卒中（又称中风、卒中、脑中风、脑血管意外）：主要包括脑出血、蛛网膜下腔出血、脑血栓形成、脑栓塞。发病较急，常见症状有头晕、头痛、呕吐、突然昏迷、偏瘫、大小便失禁、发热等。本病在我国医学中属中风（与《伤寒论》辨太阳病"太阳病，发热汗出恶风脉缓者，名为中风"的外感表虚之证不同）、卒中、喑痱等范畴。脑卒、心肌梗死和癌肿为老年人三大致死原因。

脑动脉硬化症：经常头晕、头痛、乏力、手足发麻、记忆力减退、情绪不稳定，常有恐惧、焦虑、多疑、忧郁等症状。脑动脉硬化症是脑出血最常见的病因。

椎-基底动脉供血不足：表现为眩晕，严重时吞咽困难、说话不清、行走不稳、面部麻木、斜视、肢体麻木、猝倒发作及意识障碍等。

◆目　录◆

糖尿病中草药

心脑血管病中草药

三　画

4

糖尿病中草药

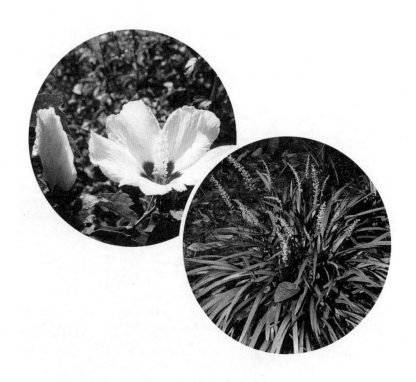

人 参（山参、园参）

▶**来源** 五加科植物人参 *Panax ginseng* C.A.Mey. 的根。

▶**形态** 多年生直立草本，高30~60 cm。主根肥厚肉质，圆柱形或纺锤形，通常直径1~3 cm，下端常分叉，外皮淡黄色或淡黄白色，顶端有根茎，俗称芦头，根茎短，直立，野生者根茎长。茎单生，圆柱形，无毛。掌状复叶3~5枚轮生于茎顶，每枚叶有小叶3~5片；小叶片卵圆形、倒卵圆形或椭圆形，基部的较小，长2~3 cm，宽1~1.5 cm，上部的较大，长4~15 cm，宽2~4 cm，先端尖，基部狭，边缘有细锯齿，齿端有刺状尖，上面散生刚毛，刚毛长约1 mm，下面无毛，花淡黄绿色；伞形花序单个生于枝顶，有花10~50朵；花萼5裂；花瓣5片；雄蕊5枚。果实扁肾形，长约5 mm，宽约7 mm，鲜红色。花期6~7月，果期8月。

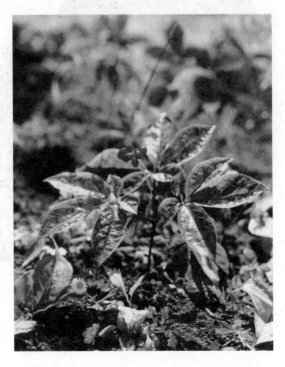

▶**生境分布** 多生于以红松为主的针叶和阔叶混交林及阔叶林下排水良好、腐殖质层肥厚的荫蔽处，或栽培。我国黑龙江、辽宁、吉林等省有野生或栽培，河

北、山西、宁夏等省（区）有引种
栽培；俄罗斯、朝鲜等地也有野生
或栽培。

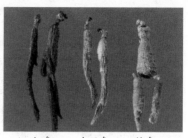

红参　生晒参　糖参

▶**采收加工**　秋季采收，除净
泥土，晒干或烘干，为生晒参，呈
圆柱形，芦头上有芦碗4～5个，
体表有明显的环纹和纵皱；味微苦
甘。经蒸熟后干燥的为红参，外

形和生晒参相似，表面棕红色或黄棕色，角质状半透明，有纵皱纹，
质硬而脆；味微苦甘。经糖汁浸制后干燥的为糖参，外形和生晒参相
似，体表松泡，淡黄白色或黄白色；味先甜后苦。用时洗净，去掉芦
头，切薄片。

▶**性味功效**　甘、微苦，平。大补元气，复脉固脱，补脾益肺，
生津，安神，降血糖。

▶**用量**　3～10 g。

▶**禁忌**　不宜与藜芦同用。

▶**验方**　糖尿病：①人参6 g（另炖），熟地黄20 g，枸杞子、泽
泻各15 g，山茱萸、天冬各10 g。水煎服。②人参3 g。水炖服。

▶**附注**　药理研究证实，人参有降糖和抗肿瘤作用，能拮抗肾上
腺和胸腺萎缩，促进T细胞形成，增强免疫能力，减缓衰老，还有抗休
克、抗疲劳、耐缺氧和抗应激等作用。

三　角　泡（风船葛）

▶**来源**　无患子科植物倒地铃 *Cardiospermum halicacabum* L. 的
全草。

▶**形态**　一年生攀缘状草质藤本。茎圆柱状，有纵棱5～6条，嫩
茎有毛，老茎无毛。二回三出羽状复叶互生；小叶片卵形或椭圆状披

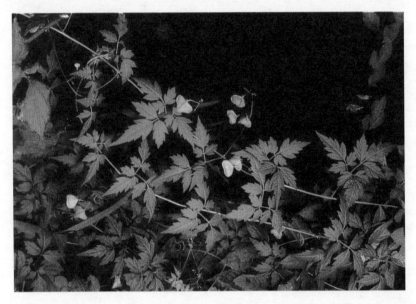

针形，长4～8 cm，宽1.5～2.5 cm，边缘有少数粗锯齿，或分裂，或有时羽状分裂，叶脉和叶柄均有毛。花白色；聚伞花序腋生；花序柄长5～8 cm，有4棱，最下面的1对花柄发育成下弯的卷须；萼片4片；花瓣4片；雄蕊8枚。果实囊状肿胀，三角形，直径1.5～4 cm，成熟时淡黄色，内含黑色球形种子3粒。花、果期夏、秋季。

▶**生境分布** 生于沟边、路边、园边、坡地灌木丛中、草地上。分布于江苏、浙江、江西、福建、台湾、湖北、湖南、广东、广西、海南、四川、贵州、云南等省（区）；印度支那及泰国等地也有分布。

▶**采收加工** 夏、秋季采收，除净杂质，晒干。用时洗净，切短段。

▶**性味功效** 微苦，寒。清热利尿，化湿消肿。

▶**用量** 15～30 g。

▶**验方** 糖尿病：①鲜三角泡60 g。水煎当茶饮。②三角泡30 g，匙羹藤叶15 g。水煎当茶饮。③三角泡、玉米须各30 g。水煎当茶饮。④三角泡、山药、天花粉、玉竹各15 g。水煎服。⑤三角泡、番石榴叶各15 g。水煎当茶饮。

山 药（淮山、怀山药）

▶**来源** 薯蓣科植物薯蓣 *Dioscorea opposita* Thunb. 的块茎。

▶**形态** 多年生缠绕草质藤本。块茎肉质肥厚，圆柱形，垂直生长，通常长25～60 cm，直径2～7 cm，外皮土黄色，散生多数须根，断面白色带黏性。嫩茎和叶柄常带紫色，无毛。单叶，在茎下部互生，至中部以上对生，很少为3叶轮生；叶片三角状卵形或三角形，长3.5～7 cm，宽2～4.5 cm，基部戟状心形，边缘通常3浅裂，两面均无毛；叶腋常有卵形珠芽（零余子）。花小，黄绿色，雌雄异株；穗状花序腋生；雄花序直立；雌花序下垂；花被裂片6片；雄蕊6枚。蒴果三棱，有翅，翅长约1.5 cm，顶端及基部近圆形。种子有翅。花、果期7～10月。

▶**生境分布** 多为栽培或野生于土层较厚的向阳处。主产于我国河南、山西、河北、陕西等省，全国大部分省（区）均有栽培；朝鲜、日本等地也有栽培。

▶**采收加工** 冬季茎叶枯萎后采收，切去根头，洗净，刮去外皮，切片晒干，或用硫黄熏后，晒干。用时洗净。

▶**性味功效** 甘，平。补脾养胃，生津益气，补肾涩精。

▶**用量** 15～30 g。

▶**验方** 糖尿病（消渴）：①山药30 g，天花粉、麦冬、知母各10 g。水煎服。②山药、沙参、天花粉各15 g，五味子、知母各10 g。水煎服。③山药、麦冬、生地黄各15 g。水煎代茶饮。④山药30 g，黄芪、天花粉、葛根、生鸡内金各15 g，知母、五味子各10 g。水煎服。⑤山药、玉米须各15 g，茯苓、黄芪各10 g。水煎服。⑥山药120 g，猪胰（也称夹肝）1只，低温烘干。共研细粉，水泛为丸，每日服10 g，用蚕茧壳7只泡汤吞服。可长期服。⑦山药、天花粉各120 g。共研细粉，每次服10 g，每日服3次，温水冲服。⑧山药120 g。研细粉，

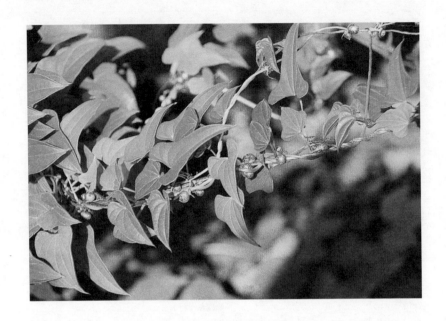

每次服10 g，每日服2次，温水冲服。⑨山药、玉竹各20 g，制何首乌15 g，天花粉、黄芪各10 g。水煎服。胃热者加生石膏30 g（先煎），肾阳虚者加菟丝子10 g同煎。连服7～10日为1个疗程。

▶**附注** 药理研究证实，山药有促进溶血素和溶血空斑的形成以及淋巴细胞转化，并明显提高外周血T淋巴细胞比率，有清除超氧自由基和羟自由基的作用。

广 山 药（淮山）

▶**来源** 薯蓣科植物褐苞薯蓣 *Dioscorea persimilis* Prain et Burk. 的块茎。

▶**形态** 草质缠绕藤本。块茎长圆柱形，垂直生长，肥厚肉质，长达1 m，直径达7 cm，外皮棕黄色，断面白色。茎圆柱形，无毛，有棱4～5条，干时常带红褐色。单叶，在茎下部的互生，中部以上的对生；叶片干时常带红褐色，卵形或长圆状卵形，长6～12 cm，宽2.5～5 cm，边缘全缘，基出脉7～9条，常呈紫红色，两面均无毛，上面网脉明显；叶柄长4～5.5 cm，干时常带红褐色。叶腋内常有珠芽（又称零余子）。花小，雌雄异株；雄花序为穗状，长1～4 cm，2～4枚簇生或单生于叶腋，或排成圆锥状，长可达40 cm；苞片有紫褐色斑纹；雄花：花被片6片，离生；雄蕊6枚；雌花序为穗状花序，1～2枚腋生，结果时长达10 cm；雌花：花被和雄花的相似；退化雄蕊小。蒴果三棱状，长1.5～2.5 cm，宽2.5～4 cm。种子四周有膜质翅。花、果期7月至次年1月。

▶**生境分布**　栽培，或生于山野路边、山坡、山谷杂木林中或灌木丛中。分布于我国湖南、广东、广西、海南、贵州、云南等省（区），广西大量栽培；越南等地也有分布。

▶**采收加工**　同山药。

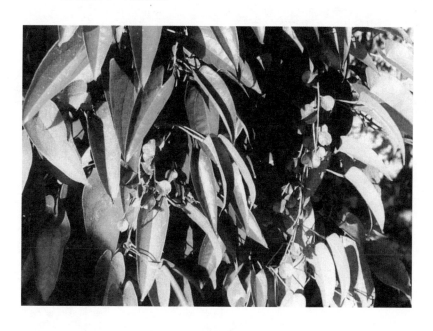

▶**性味功效** 同山药。

▶**用量** 同山药。

▶**验方** 同山药。

▶**附注** 药理研究证实，广山药能提高淋巴细胞转化率，增加玫瑰花形成细胞数和T淋巴细胞数。揭示广山药有提高细胞免疫功能作用。

女 贞 子

▶**来源** 木犀科植物女贞 *Ligustrum lucidum* Ait. 的成熟果实。

▶**形态** 常绿灌木或小乔木。嫩枝无毛，圆柱形。单叶对生；叶片革质，卵形、长卵形或椭圆形，长6～12 cm，宽4～5 cm，边缘全缘，两面均无毛。花白色；圆锥花序顶生；花萼4齿裂，宿存；花冠基部合生成管状，上端4裂，裂片反卷；雄蕊2枚，生于花冠裂口处。果实肾形或近肾形，稍弯曲，长7～10 mm，宽4～6 mm，成熟时蓝黑色或深蓝黑色，表面有旧粉，内含种子1～2粒。花期5～7月，果熟期冬季。

▶**生境分布** 生于向阳山坡、平原、山脚、疏林中，或栽培。分布于我国陕西、甘肃、河南、山东、江苏、浙江、江西、福建、台湾、安徽、湖北、湖南、广东、广西、海南、四川、贵州、云南、西藏等省（区）；印度、尼泊尔、朝鲜等地也有分布。

▶**采收加工** 冬季采收，除去杂质，稍蒸或置沸水中略烫后晒干，或采后直接晒干。用时洗净，捣碎。

▶**性味功效** 甘、苦，凉。滋补肝肾，降血糖。

▶**用量** 6～12 g。

▶**验方** 1. 糖尿病：①女贞子30 g。水煎代茶常饮。②女贞子、山药各15 g。水煎服。

2. 高血压引起失眠：女贞子、墨旱莲各20 g，首乌藤（夜交

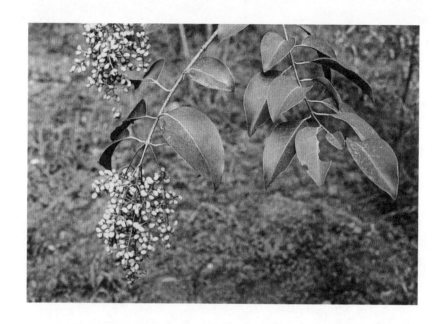

藤)、合欢皮(豆科或含羞草科)各15 g。水煎服。

3. 高血压,气虚:女贞子、决明子、黄芪各15 g。水煎服。

4. 老年血管硬化,高血压,头晕眼花:女贞子、制何首乌、桑寄生、青葙子各15 g。水煎服。

5. 肝阳上亢,头晕目眩:女贞子、菊花、决明子各15 g。水煎服。

▶**附注** 药理研究证实,女贞子有降血糖、强心、利尿、保肝作用,还有抗衰防老,抑制突变和增强免疫作用。

天 花 粉

▶**来源** 葫芦科植物双边栝楼 *Trichosanthes rosthornii* Harms 的根。此外,成熟果实(瓜蒌)也入药。

▶**形态** 多年生攀缘草质藤本。块根圆柱状,长10~20 cm,肥厚粉质，外皮淡灰黄色，有横瘤状突起，断面白色。茎有短柔毛，有时有鳞片状白斑点。卷须生于叶柄基部的一侧，细长，2～3歧。单叶互生；叶片阔卵形或近圆形，长8～12 cm，宽7～11 cm，边缘3～7深裂，通常5深裂，几达基部，裂片披针形或倒披针形，边缘有疏齿，上面有硬毛，下面无毛，有颗粒状突起。花白色，雌雄异株；苞片小，长5～16 mm，宽5～11 mm；雄花：单生或为总状花序；花萼5裂，裂片线形，边缘全缘，有毛；花冠5裂，裂片倒卵形，长约1.5 cm，宽约1 cm，有毛，先端有丝状流苏；雄蕊3枚，花药外向靠合，1枚1室，另外2枚2室，药室对折，花丝有毛；雌花：单生，花梗有毛，长5～8 cm，花萼筒状，长约2 cm，有毛。果实球形或椭圆形，长8～11 cm，直径7～10 cm，光滑无毛，成熟时橙黄色。种子卵状椭圆形，扁平，长15～18 mm，宽8～9 mm，厚2～3 mm，距边有1圈明显棱线。花期6～8月，果期8～10月。

▶生境分布　生于山坡、路边灌木丛或草丛中。分布于我国陕西、甘肃、江西、湖北、湖南、广西、广东、四川、贵州、云南等省（区）。

▶采收加工　根：秋冬季采收，洗净，除去外皮，切片，晒干。果

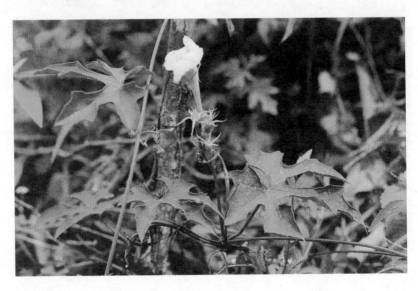

实：秋季果实成熟时采收，连果梗剪下，阴干。用时洗净，分别切碎。

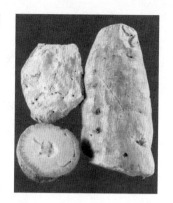

▶**性味功效** 根：甘、微苦，微寒。清热生津，消肿排脓。果实：甘、微苦，寒。清热涤痰，宽胸散结。

▶**用量** 根：10 ~ 15 g。果实：10 ~ 15 g。

▶**禁忌** 均不宜与乌头类药材同用。

▶**验方** 1. 糖尿病（消渴）：①天花粉250 g。研细粉，每次10 g，每日服2次，温开水冲服。或天花粉、白糖各15 g。水煎服。②天花粉、山药、黄精、生地黄各15 g。水煎服。③天花粉、山药各15 g，山茱萸、知母各10 g。水煎服。④天花粉、葛根、五味子、知母各10 g，党参、山药、麦冬各15 g，甘草3 g。水煎服。⑤天花粉、甜梨、萝卜各15 g，粳米、绿豆各60 g。共煮粥食。⑥天花粉30 g，生地黄、生石膏各15 g，知母12 g。水煎服。⑦天花粉、茯苓各30 g，熟地黄60 g。水煎服。⑧天花粉、山萸肉各120 g，熟地黄250 g（身热用生地黄），牡丹皮、泽泻、茯苓各100 g。共研细粉，每次服10 g，每日服1 ~ 2次，空腹淡盐水或白开水送服（即六味地黄丸）。

2. 糖尿病口渴：天花粉、石斛、麦冬、山药、生地黄各15 g，山茱萸、牡丹皮各10 g。水煎服。

3. 心绞痛：①瓜蒌30 g，桃仁15 g，红花、薤白各10 g。水煎服。胸闷压迫感为主者，上方加入沉香粉0.6 g，郁金粉0.9 g，每日分2 ~ 3次冲服；胸痛为主者，上方加入三棱粉、莪术粉各0.7 g，每日分2 ~ 3次冲服。②瓜蒌、香附、五灵脂、薤白各10 g，丹参30 g，生槐花15 g，桃仁12 g。水煎服。③瓜蒌30 g。水煎服。

4. 冠心病，心绞痛：①瓜蒌25 g，薤白15 g，制半夏10 g，米酒适量。水煎服。②瓜蒌25 g，郁金、桃仁、归尾各15 g，桂枝10 g。水煎服。

▶**附注** 药理研究证实，瓜蒌具有治疗冠心病的活性。

木 槿 根（白花木槿根）

▶来源　锦葵科植物木槿 *Hibiscus syriacus* L. 的根（开白花的）。

▶形态　落叶灌木，高2～4 m。根粗壮。嫩枝有星状柔毛，老枝无毛。单叶互生；叶片菱状卵形或卵形，长3～7 cm，宽2～5 cm，先端尖，基部楔形，边缘有深浅不等的3裂或不裂，有锯齿，两面均有稀疏的星状毛，后变无毛；叶柄长1～2 cm；托叶条形。花白色或淡红色至淡紫色，直径5～6 cm；单朵腋生；小苞片线形，6～7片，长约为花萼之半；花萼5裂，有星状毛和短柔毛；花瓣5片或为重瓣；雄蕊多数，花丝合生成筒状。果实卵圆形或长椭圆形，直径约12 mm，密生星状柔毛，内有多数种子。种子黑色，背面有棕色长毛。花、果期7～12月。

▶**生境分布**　生于向阳山脚、路边、园边，或栽培于庭院作围

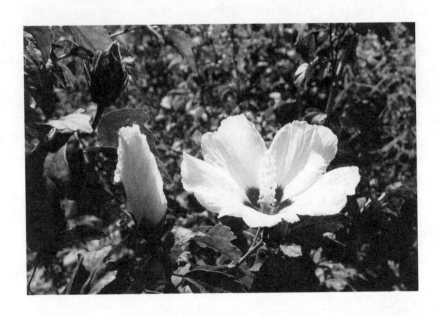

篱。我国各省（区）有栽培，世界热带和亚热带地区也有栽培。

▶采收加工　秋季选择开白花的植株采挖，洗净，趁鲜切片，晒干。用时洗净，切碎。

▶性味功效　微甘，凉。清热利湿，凉血。

▶用量　15～30 g。

▶验方　糖尿病（消渴）：①鲜木槿根30～60 g。水煎，代茶常饮。②鲜木槿根、瘦猪肉各60 g，灯心草（灯心草科）为引炖服。③小槿根、楤木根各15 g，山药30 g。水煎服。

玉 米 须（包谷须、包粟须）

▶来源　禾本科植物玉蜀黍 *Zea mays* L. 的花柱和柱头。

▶形态　一年生高大草本。秆圆柱形，节明显。叶为2列式互生；叶片宽大，剑形或线状披针形，边缘呈波状皱褶；叶鞘有横脉。花单性同株，雄花为顶生穗状花序排列成圆锥状或总状；小穗成对，生于穗轴的一侧，一穗无柄，另一穗有柄；雌花序生于叶腋内，为多数鞘状苞片所包藏，雌小穗孪生，成16～30纵行排列于粗壮的穗轴上；雌蕊有极长而细弱下垂的花柱，俗称为"玉米须"。颖果长圆柱形，成熟后黄色或红色。花、果期夏、秋季。

▶生境分布　栽培植物。我国各省（区）有出产，世界各地也有栽培。

▶采收加工　夏、秋季果实成熟时或玉米刚灌浆时收集，除去杂质，晒干。用时洗净。

▶性味功效　甘，平。利水消肿，降血压，降血糖，清血热。

▶用量　15～30 g。

▶验方　1. 糖尿病（消渴）：①玉米须60 g（或玉米心100 g）。水煎服。②玉米须60 g，楤木树皮（五加科）10 g。水煎服。③玉米须60 g，薏苡仁（薏米）、炒绿豆各30 g。水煎服。④玉米须、山药各

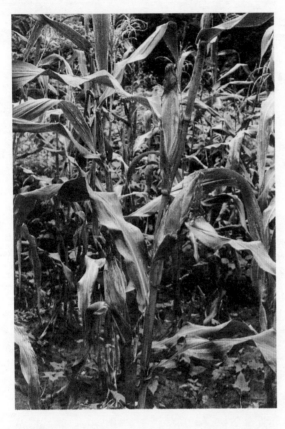

15 g，茯苓、黄芪各10 g。水煎服。⑤玉米须60 g，天花粉、芭蕉根、楤木根白皮各30 g。水煎服。

2. 高血压病：①玉米须60 g（或玉米心100 g）。水煎当茶饮。②玉米须60 g，桑树根30 g，地骨皮（枸杞根皮）野菊花各10 g。水煎服。③玉米须60 g，臭梧桐（马鞭草科海州常山）、桑树根各30 g，地骨皮、野菊花各10 g。水煎服。④玉米须15 g，车前草30 g。水煎服。

3. 原发性高血压：①玉米须30 g，冰糖适量。水煎服。②玉米须30 g，西瓜皮、香蕉（或芭蕉）各90 g。水煎服。③玉米须、酢浆草、叶下珠各30 g。水煎服。

4. 血脂过高症：玉米须、荠菜、山楂根（或广山楂根）、绞股蓝各30 g。水煎服。

▶附注　药理研究证实，玉米须有预防糖尿病作用，有降脂、降血压、降血糖、利尿、利胆作用，并能降低血清胆固醇含量，缩小主动脉粥样斑块形成。

玄 参（元参）

▶**来源**　玄参科植物玄参 *Scrophularia ningpoensis* Hemsl. 的根。

▶**形态**　多年生高大草本，高0.5～1.2 m。根圆柱形，肉质，长6～20 cm，直径1.5～4 cm，外面黄褐色或灰黄褐色，支根数条，纺锤形或胡萝卜状膨大。茎直立，四方形，有浅槽，无毛或有腺状柔毛。单叶，在茎下部多对生而有柄，上部的有时互生而有极短柄；叶片卵形、卵状披针形或披针形，长7～20 cm，宽3.5～12 cm，先端尖，基部圆形或宽楔形，边缘有细锯齿，上面无毛，下面有稀疏散生细柔毛。花褐紫色或暗紫色；聚伞花序集成顶生圆锥花序，花序轴和花梗均有腺毛；花梗长超过1 cm；花萼5裂达基部，裂片顶端钝圆；花冠5裂呈2唇形，长8～9 mm；发育雄蕊4枚。蒴果卵圆形，长约9 mm。种子多数。花、果期6～11月。

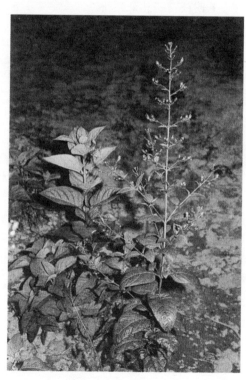

▶**生境分布**　我国特产，生于溪边、竹林、丛林、高草丛中或栽培。分布于陕西、河北、山西、河南、江苏、浙江、江西、安徽、福建、湖北、湖南、广东、广西、贵州、四川等省（区）。

▶**采收加工** 冬季茎叶枯萎时采收，洗净，晒或烘（火力不宜过猛）至半干后，堆放3～6日，待其中心部变黑时，再晒干或慢火烘干。用时洗净，切薄片。

▶**性味功效** 甘、苦、咸，微寒。泻火解毒，凉血，滋阴，生津润肠。

▶**用量** 10～15 g。

▶**禁忌** 不宜与藜芦同用。

▶**验方** 糖尿病：①玄参、天花粉、山药各15 g，玉米须30 g。水煎服。②玄参、生地黄各12 g，石膏15 g（另包，先煎），黄芪、沙参、麦冬、天花粉、黄芩、焦栀子、滑石各10 g，淡竹叶、甘草各6 g。水煎服。

▶**附注** 药理研究证实，玄参有降血糖、降压和强心作用，并能使血管扩张。

西 瓜 皮

▶**来源** 葫芦科植物西瓜 *Citrullus lanatus*（Thunb. ）Matsum.et Nakai 的果实外皮。此外，西瓜翠（中果皮）也入药。

▶**形态** 一年生蔓生藤本。茎、枝密生长柔毛，粗糙。卷须侧生于叶柄基部，2歧分枝，有柔毛。单叶互生；叶片三角状卵形，长8～20 cm，宽5～15 cm，两面有短硬毛，叶脉上的毛较密，3深裂，中裂片有羽状浅裂或深裂，裂片边缘波状或有疏齿；叶柄长3～12 cm，密生柔毛。花淡黄色，雌雄同株，雌花和雄花均单朵生于叶腋；雄花：花萼5裂；花冠直径约3 cm，深5裂，裂片长约1.5 cm；雄蕊3枚，药室曲折；雌花：花萼、花冠和雄花相同。果实大型，近球形或椭圆形，肉质，多汁，果皮光滑，色泽和纹饰各样。种子多数，卵形，通常黑色或白色。花、果期夏季。

▶**生境分布** 栽培植物。我国各省（区）有栽培，世界热带到温

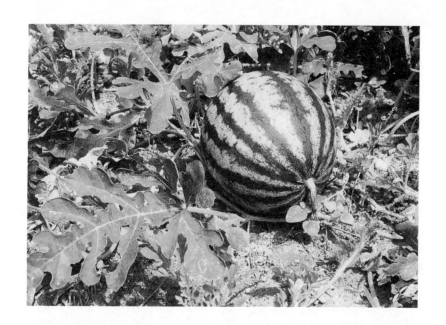

带地区也有栽培。

▶**采收加工**　夏季采收，西瓜皮：用刀削下果实外皮；西瓜翠：将食后的西瓜皮用刀削去外果皮及果肉；洗净，分别晒干。用时洗净，切碎。

▶**性味功效**　甘，微寒。清热，利尿，降压。

▶**用量**　10～30 g。

▶**禁忌**　中寒湿盛者忌用。

▶**验方**　1. 高血压病：西瓜皮（或西瓜翠）30 g，决明子15 g。水煎服。

2. 糖尿病：西瓜翠（或西瓜皮）、枸杞子各30 g，党参10 g。水煎服。

▶**附注**　药理研究证实，西瓜皮有利尿和降压的作用。

麦 冬（麦门冬、大麦冬）

▶**来源**　百合科植物山麦冬 *Liriope spicata*（Thunb.）Lour. 的块根。

▶**形态**　多年生草本。地下有匍匐根茎，细长有节，须根先端膨大成长圆形、椭圆形或纺锤形的肉质块根。叶基生，密集成丛；叶片禾叶状，基部常包以褐色叶鞘，长25～60 cm，宽5～8 mm，上面绿色，下面粉绿色，边缘有细锯齿。花淡紫色或淡蓝色；花葶长于或几等长于叶片，长25～65 cm；总状花序长6～15 cm，具多数花；花梗长约4 mm，有关节；花被片6片，分离，长圆形，长约5 mm，先端钝圆；雄蕊6枚，花药狭长圆形，长约2 mm，与花丝几近等长。浆果球形，成熟时蓝黑色。花期5～7月，果期8～10月。

▶**生境分布**　生于山谷、山坡林下湿润地，或栽培。除我国东北三省及内蒙古、新疆、西藏外，各省（区）均有分布或栽培；越南、

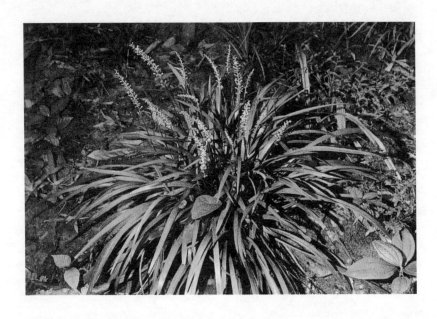

日本等地也有分布或栽培。

▶**采收加工** 夏、秋季采收，洗净，除去须根，晒干。用时洗净，切碎。

▶**性味功效** 甘、微苦，微寒。养阴清热，生津，止咳。

▶**用量** 6~15 g。

▶**验方** 1. 糖尿病：①麦冬、玉竹、五味子各15 g，柞蚕蛹（天蚕蛾科动物柞蚕）15只。水煎服。②麦冬、党参、知母各10 g，天花粉、淡竹叶各15 g，生地黄12 g，葛根、茯神各6 g，五味子、甘草各3 g。水煎服。③麦冬、乌梅肉各15 g。水煎服。

2. 心脏病：麦冬、鸡矢藤、草珊瑚各15 g，地桃花（锦葵科）、广东万年青根（天南星科）各30 g。水煎服。

▶**附注** 药理研究证实，麦冬有降血糖作用，对心肌缺血有保护作用，对HL-60细胞诱导有促分化作用。

芭 蕉 根（芭蕉头）

▶**来源** 芭蕉科植物芭蕉 *Musa basjoo* Sieb. et Zucc. 的根茎。此外，花（芭蕉花）也入药。

▶**形态** 大型直立草本，高3 m以上。根茎块状肥大肉质，有较粗的须根。叶鞘很长，紧密层层包叠形成粗壮而高大的假茎，假茎圆柱状，高3 m以上，直径约20 cm，基部不膨大或稍膨大；地下真茎在开花前仍然短小。叶螺旋状排列，集生假茎顶部；叶片大型，长圆形，长2~3 m，宽25~40 cm，先端钝，基部圆形或不对称，中脉粗厚，侧脉羽状平行，多数；叶柄伸长其下部增大成一抱茎的叶鞘。花单性，雌雄同株；穗状花序顶生，下垂；苞片红褐色或紫色，宽大，呈佛焰苞状，螺旋状排列，每苞片内簇生10多朵花；花被片连合成管状，5齿裂；离生花被片几近与合生花被片等长；发育雄蕊5枚。果肉质，三棱状圆柱形。无种子。花、果期夏、秋季。

▶**生境分布**　栽培植物。我国福建、台湾、浙江、江西、广东、广西、海南、云南等省（区）有栽培；中南半岛等地也有栽培。

▶**采收加工**　夏、秋季采收，洗净，鲜用或切片晒干。用时洗净，分别切碎。

▶**性味功效**　甘、淡，寒。清热利尿，凉血，散瘀，止痛，降压。

▶**用量**　30 ~ 120 g。

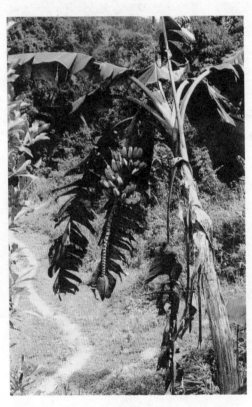

▶**禁忌**　胃弱、脾弱者禁用。

▶**验方**　1. 糖尿病：①鲜芭蕉根60 g，晚蚕砂粉（2 ~ 3眠的桑蚕的粪便）30 g，蜂蜜（蜜糖）少许。先将芭蕉根捣汁，后加入蚕砂粉和蜜糖冲服。②芭蕉根、楤木根、天花粉各30 g。水煎服。③芭蕉根150 g。捣汁服。

2. 高血压病：①鲜芭蕉根120 g。水煎汁，同瘦猪肉适量煮食。②鲜芭蕉根250 g，大枣15 g。水煎服。

3. 心绞痛：芭蕉花250 g，猪心1个。水炖服。

连 钱 草

▶**来源**　唇形科植物活血丹 *Glechoma longituba*（Nakai）Kupr. 的地上部分。

▶**形态**　多年生草本。茎四方形，卧地生长或上升，逐节生根，高10～20 cm，嫩时有疏长毛。单叶对生；叶片心状卵形或近肾形，长1.8～2.6 cm，宽2～3 cm，基部心形，边缘有圆锯齿，上面有粗伏毛或微柔毛，下面有疏柔毛或长硬毛；叶柄长3～4 cm，有长柔毛。花紫红色、淡蓝色或紫色；长1～2 cm；轮伞花序通常有花2朵或2～6朵；花萼外面有长柔毛，5齿裂，裂齿卵状三角形，顶端短尖，边缘有毛；花冠2唇形，花冠管细长，外面有毛，上唇3裂，下唇2裂，有深色斑点；雄蕊4枚，内藏。小坚果4枚，长圆状卵形，无毛。花、果期4～6月。

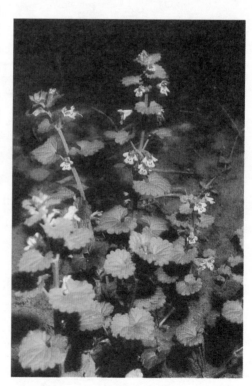

▶**生境分布**　生于湿润的沟边、田边、路边、林边、疏林下，或栽培。分布于我国黑龙江、辽宁、吉林、内蒙古、山西、河北、宁夏、陕西、河南、山东、江苏、浙江、江西、安徽、福建、台湾、湖北、湖南、广

东、广西、海南、四川、贵州、云南等省（区）；俄罗斯远东地区、朝鲜等地也有分布。

▶**采收加工** 夏季采收，除去杂质，晒干。用时洗净，切短段。

▶**性味功效** 辛、微苦，微寒。行气活血，利湿通淋。

▶**用量** 15～30 g。

▶**验方** 1. 糖尿病：连钱草、马兰草（菊科，又名路边菊）、露兜勒根（露兜树科）、天花粉各30 g，老鼠耳根（鼠李科）60 g。水煎服。

2. 高血压危象：鲜连钱草叶100 g，活蚯蚓60 g。将连钱草捣烂取汁，药渣与蚯蚓再捣烂，加水500 ml煎取300 ml，然后将连钱草汁与300 ml煎液混合，加白糖适量调匀，每日分2次服。

▶**附注** 药理研究证实，连钱草有利胆作用。

肖菝葜（湖南土茯苓）

▶**来源** 百合科（或菝葜科）植物肖菝葜 *Heterosmilax japonica* Kunth 的根状茎。此外，叶（肖菝葜叶）也入药。

▶**形态** 攀缘状灌木。根状茎呈小规则团块状，长8～20 cm，直径2～8 cm，有结节状隆起，有坚硬的黑褐色棱刺（须根残基），外皮灰褐色，断面黄白色。茎圆柱形，嫩枝有棱，无毛无刺。单叶互生；叶片卵形、阔卵形或卵状披针形，长6～20 cm，宽3.5～12 cm，先端短尖，基部近心形，两面均无毛，边缘全缘，网状脉两面明显；叶柄长1～3 cm，下部1/3处有2条卷须。花淡绿色；单性异株；伞形花序生于叶腋；总花梗多，少扁平，长1～3 cm，花序托球形，直径2～4 mm；雄花：花被片6片，合生成筒，筒长圆形，顶端有3枚钝齿；雄蕊3枚，花丝合生；雌花：花被片6片，合生成筒，筒卵形，顶端有3枚钝齿；退化雄蕊3枚。果实近球形，直径5～10 mm，成熟时紫黑色，光滑无毛。花、果期5～11月。

▶**生境分布** 生于山坡林中、路边、沟边灌木丛中。分布于我国

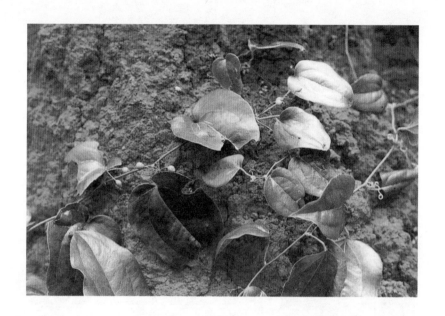

陕西、甘肃、江西、浙江、安徽、福建、台湾、湖北、湖南、广东、广西、海南、四川、云南等省（区）；日本等地也有分布。

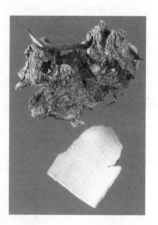

▶采收加工　夏、秋季采收，根状茎：除去须根及泥杂，趁鲜切薄片，晒干。叶：晒干。用时分别洗净，叶切丝。

▶性味功效　甘、淡，平。清热利湿，解毒，利关节。

▶用量　15～30 g。

▶验方　糖尿病：①鲜肖菝葜120 g（干品60 g），猪胰1个。水炖服；另取肖菝葜15 g，水煎代茶饮。连服15日为1疗程。②鲜肖菝葜叶60 g（干品30 g）。水煎代茶饮。③肖菝葜叶、麦冬、玉米须各15 g。水煎服。

苦 丁 茶 （扣树叶）

▶**来源**　冬青科植物苦丁茶 *Ilex kaushue* S. Y. Hu（*Syn Ilex kudingcha* C. J. Tseng）的叶。

▶**形态**　常绿乔木，高6～20 m。嫩枝有棱，无毛。单叶互生；叶片革质，长圆状椭圆形，长14～28 cm，宽6～8 cm，边缘有锯齿，两面均无毛，干时叶面橄榄绿色，叶背黄绿色，侧脉每边6～10条；叶柄长1.7～2 cm，无毛。花黄绿色，雌雄异株或杂性；聚伞花序生于叶腋，无毛；花萼4裂；花瓣4片，长约4 mm；雄蕊4枚，比花瓣短。果实近球形，直径1～1.2 cm，光滑无毛，成熟时红色，果皮干后不皱缩，内含4粒分核，长圆形，长约7 mm，背部宽约4 mm，有网状条纹和沟纹。花、果期夏、秋季。

▶**生境分布**　生于山坡、山谷疏林中，或栽培于村前屋后及向阳山

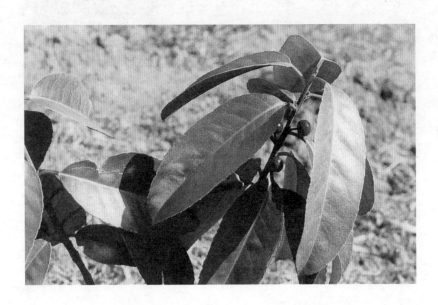

坡上。分布于我国广东、广西、海南、云南等省（区）；越南也有分布。

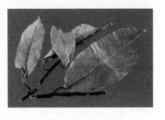

▶**采收加工**　秋、冬季采收，晒干。用时洗净，切丝。

▶**性味功效**　苦、甘，凉。散风热，清头目，除烦渴，降血压。

▶**用量**　3～10 g。

▶**禁忌**　体质虚寒者慎服。

▶**验方**　1. 高血压头晕目眩：①苦丁茶10 g。水煎代茶饮。②苦丁茶10 g，菊花15 g。水煎服。

2. 糖尿病：①苦丁茶、甜茶（蔷薇科）各10 g。水煎代茶饮。②苦丁茶、罗汉果各10 g。水煎代茶饮。③苦丁茶、匙羹藤叶（萝藦科）各5 g，甜茶10 g。水煎代茶饮。

▶**附注**　药理研究证明，苦丁茶有降低血压和减肥作用，对高血糖有明显抑制作用，能增加冠脉流量、降低脑血管阻力。

松 木 皮 _{（松树皮）}

▶**来源**　松科植物云南松 *Pinus yunnanensis* Franch. 老树干二层皮。此外，鲜叶（松叶）也入药。

▶**形态**　常绿乔木。树皮呈不规则鳞片状纵裂。嫩枝淡黄褐色，无毛。叶针状，螺旋状排列于枝上，通常3针1束，稀2针1束，不下垂或微下垂，长10～30 cm，直径约1.2 mm，边缘有细锯齿，两面均有气孔线；叶鞘宿存。雄球花圆柱状，长约1.5 cm，生于新枝下的苞腋内，聚集成穗状；雌球花序卵状球形，生天新枝近顶端。球果圆锥状卵圆形，成熟时褐色或栗褐色，长5～11 cm，直径3～4 cm；中部种鳞长圆柱状椭圆形，长约3 cm，宽约1.5 cm；鳞脐有短刺。种子褐色，长约5 mm，顶端有薄翅，连翅长1.6～2 cm。花期4～5月，果熟期次年10月。

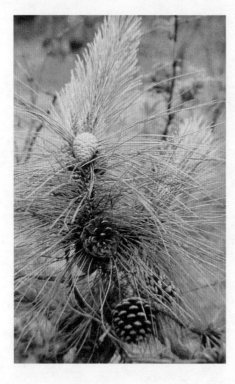

▶**生境分布** 生于山坡酸性土（土山）上。分布于中国云南、贵州、四川、西藏、广西等省（区）。

▶**采收加工** 全年可采收，树干二层皮：选老松树，除去外层粗皮，除净杂质，鲜用或晒干。松叶：鲜用，随用随采。用时洗净，分别切碎。

▶**性味功效** 二层皮：苦、涩、寒。止呕解毒，去腐生新。松叶：苦、涩、温。祛风燥湿，杀虫止痒。

▶**用量** 鲜二层皮：15～30 g。鲜松叶：50～100 g。

▶**验方** 1.糖尿病：老松木皮（二层皮）60 g，猪骨适量。水炖服。每日1剂。

2.高血压病：①鲜松叶60 g，桑叶15 g，地骨皮（或枸杞叶）10 g。水煎服。②鲜松叶30 g，野菊花、决明子各15 g。水煎服。

▶**附注** 马尾松 *Pinus massoniana* Lamb. 的老树干二层皮和鲜叶的功能与云南松相同。

狗 牙 根（绊根草、铁线草）

▶**来源** 禾本科植物狗牙根 *Cynodon dactylon*（L.）Pars. 的全草。

▶**形态** 多年生低矮草本。有横走根茎；根细韧。秆圆柱形，细而坚韧，下部沿地面蔓延，长达1 m，节上生不定根，向上直立部分高10～30 cm，直径1～1.5 mm，光滑无毛。单叶互生呈二列式；叶片线形，长1～10 cm，宽1～3 mm，通常两面均无毛；叶鞘无毛或有疏毛；鞘口常有柔毛；叶舌退化为1圈纤毛。花灰绿色或带紫色；穗状花序3～5枚，长2～5 cm，指状排列于秆顶；小穗绿色或淡紫色，直径约2.5 mm，仅含两性小花1朵；穗轴有棱，棱上有毛；鳞被2～3片，甚小，上缘近截平；雄蕊通常3枚，花药淡紫色；子房无毛，柱头紫红色。颖果长圆形。花、果期5～10月。

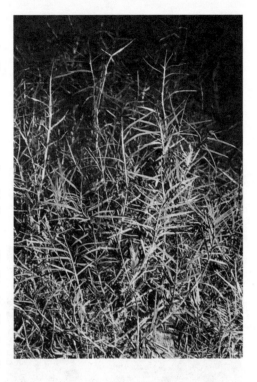

▶**生境分布**　生于平地旷野、村边、路边、河岸、荒地山坡，其根茎蔓延力很强。常铺满地面。分布于我国河南、山东、江苏、浙江、江西、安徽、福建、台湾、湖北、湖南、广东、广西、海南、四川、贵州、云南等省（区）；世界温带地区也有分布。

▶**采收加工**　夏、秋季采，除净杂质，晒干。用时洗净，切段。

▶**性味功效**　甘，平。解热发汗，利尿，止血生肌。

▶**用量**　10～30 g。

▶**验方**　糖尿病：①狗牙根30 g。冰糖为引，水煎服。②狗牙根、玉米须各30 g。水煎代茶饮。③狗牙根、玉米须各30 g，凉粉草60 g。水煎服。连服15～30日为1个疗程。

秋 梨（甜梨、梨、梨子）

▶来源 蔷薇科植物沙梨 *Pyrus pyrifolia*（Burm.f.）Nakai及其栽培品种的成熟果实。

▶形态 落叶乔木，高7～15 m。嫩枝有柔毛，后脱落。单叶互生；叶片卵形或卵状椭圆形，长7～12 cm，宽4～6.5 cm，先端渐尖，基部圆形或近心形，边缘有刺芒状锐尖锯齿，两面均无毛或嫩时有褐色绵毛；叶柄长3～5 cm；托叶边缘全缘有毛，早落。花白色，直径2.5～3.5 cm；伞形总状花序有花6～9朵，腋生；萼片5片，三角形，外面无毛，内面有毛；花瓣5片，卵形，长约1.5 cm；雄蕊20枚；花柱5枚，离生，无毛。梨果近球形，浅褐毛，有浅色斑点，顶端微凹，萼片脱落。种子肉质，扁卵形，褐色，长约8 mm。花期4月，果熟期秋季。

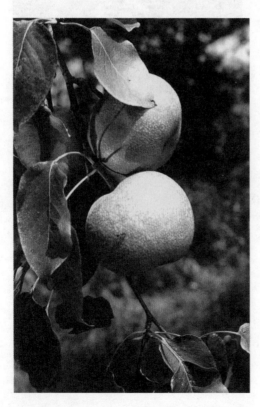

▶生境分布 栽培植物。我国江苏、浙江、江西、安徽、福建、湖北、湖南、广东、广西、四川、贵州、云南等省（区）有栽培。

▶采收加工 秋季果

实成熟时采收，鲜用，洗净，生食或捣汁服。

▶**性味功效**　甘、微酸，凉。润肺止咳，生津利咽。

▶**用量**　30～45 g。

▶**验方**　糖尿病：①秋梨、天花粉、萝卜（十字花科）各15 g，粳米、绿豆各30～60 g。共煮粥食。②秋梨60 g（捣汁、冲服），玉米须、山药各30 g。水煎，冲秋梨汁服。③秋梨100 g（捣汁、冲服），山药、玉米须各15 g，黄芪、茯苓各10 g。水煎，冲秋梨汁服。④秋梨2～3只。生食，为1日量。长期食。

绞 股 蓝

▶**来源**　葫芦科植物绞股蓝*Gynostemma pentaphyllum*（Thunb.）Makino 的全草。

▶**形态**　多年生草质攀缘藤本。茎细弱，通常有短柔毛或近于无毛。鸟足状复叶互生，小叶通常5～7片；小叶片卵状长圆形或披针形，中央1片小叶较大，长3～10 cm，宽1.5～3 cm，侧生小叶较小，先端尖，基部狭，边缘有锯齿，两面有疏短柔毛或下面近无毛；叶柄长3～7 cm，有短柔毛或近无毛；卷须侧生于叶柄基部，通常2歧分枝，基部有短柔毛或近无毛。花淡绿色或白色；雌雄异株；圆锥花序顶生或腋生；花萼5裂；花冠5深裂，裂片长约3 mm，宽约1 mm，上面有毛，边缘有毛状小齿；雄蕊5枚，花丝合生成柱状。果实球形，直径约6 mm，光滑无毛，成熟时黑色，肉质不开裂；果梗长不到5 mm。花期3～11月，果期4～12月。

▶**生境分布**　生于较阴湿的山谷、沟边、山坡林下、灌木丛中、山地路边草丛中。常成小片生长。分布于我国陕西、浙江、江苏、江西、安徽、福建、台湾、湖北、湖南、广东、广西、海南、四川、贵州、云南等省（区）；越南、老挝、缅甸、印度、印度尼西亚、马来西亚、斯里兰卡、孟加拉、尼泊尔、新几内亚、朝鲜、日本等地也有分布。

▶**采收加工** 夏、秋季采收，除净杂质，晒干。用时洗净，切短段。

▶**性味功效** 苦、微甘，寒。清热解毒，祛痰止咳，降脂减肥。

▶**用量** 6～10 g。

▶**验方** 1. 高血脂症，动脉硬化症：①绞股蓝30 g。水煎代茶饮。②绞股蓝、山楂、决明子各15 g。水煎服。

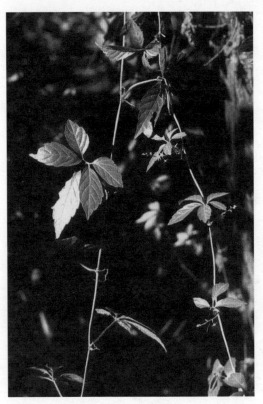

2. 糖尿病：①绞股蓝、玉米须各15 g。水煎代茶饮。②绞股蓝20 g，匙羹藤叶（萝藦科）10 g。水煎服。③绞股蓝、天花粉、黄精、地骨皮（枸杞根皮）、太子参各15 g，玄参、山茱萸各10 g。水煎服。

▶**附注** 药理研究证实，绞股蓝有降脂、降糖、保肝作用，还有抗肿瘤、抗氧化、抗衰老作用，对脑缺血、心肌缺血及缺血再灌注损伤有保护作用，可预防动脉硬化形成，对血栓形成有抑制作用。

凉　粉　草

▶**来源**　唇形科植物凉粉草 *Mesona chinensis* Benth. 的全草。

▶**形态**　一年生草木。茎四方形，下部伏地，上部直立，高30～40 cm，有疏长柔毛。单叶对生；叶片狭卵形或宽卵形，长2～5 cm，宽1.5～3 cm，先端短尖，基部近圆形或偏斜，边缘有锯齿，两面均有疏柔毛，侧脉每边5～9条；有柄，鲜叶揉烂后有黏手感。花白色或淡红色至淡紫色；轮伞花序多花，再组成顶生总状花序；苞片卵形；花萼钟形，外面有长柔毛，萼上唇3裂，中裂片特大，下唇全缘，截形；花冠唇形，长约3 mm，外面有短柔毛，花冠筒极短，上唇有4齿，侧齿较长，中间2齿不明显，下唇舟状，较长，全缘；雄蕊4枚，伸出。果为小坚果，4枚；小坚果长圆形，黑色，光滑或有点状皱纹。花、果期4～11月。

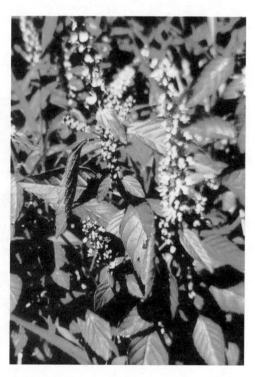

▶**生境分布**　生于山坡、沟谷的矮草丛中，疏林斜坡湿地上，或栽培。分布于浙江、江西、台湾、广东、广西、海南、云南等省（区）。

▶**采收加工**　春、夏季采收，洗净，切短段晒干。用时洗净。本品煎汁，滤去杂质，与大米浆和匀煮熟，冷后即成黑色胶状物，质韧而软，华南地区群众称为凉粉，以糖拌之可作为夏天的解渴品食用。故称本种为凉粉草。

▶**性味功效** 甘、淡，凉。清热解暑，凉血利尿。

▶**用量** 30～60 g。

▶**验方** 糖尿病：①凉粉草60 g（鲜品100 g）。水煎代茶饮。②凉粉草、萹蓄各30 g。水煎服。③凉粉草、萹蓄各30 g，铁包金（鼠李科老鼠耳根）50 g。水煎服；或加豆腐适量炖服。

浮 萍（紫背浮萍）

▶**来源** 浮萍科植物紫萍 *Spirodela polyrhiza*（L.）Schleid. 的全草。

▶**形态** 多年生浮水微小草本。植物体扁平，倒卵形或圆形，长6～10 mm，直径3～7 mm，通常3～4片相连，上面绿色，有不明显的

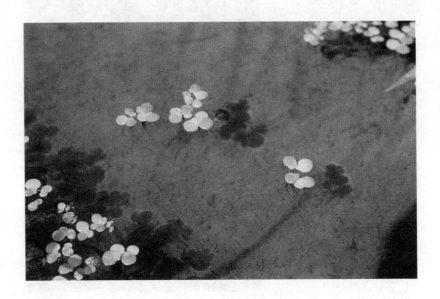

脉7条，下面紫红色，有5～11条纤细下垂的须根，根冠尖。花单性，雌雄同株；花白色或淡绿色，生于植物体边缘的裂隙内，藏于佛焰苞中；佛焰苞小，2唇形，无花被，内有雄花2朵，雌花1朵；雄花：雄蕊2枚，花药2室；雌花：子房无柄，内有胚珠2颗。果实卵形，内有种子1粒。冬季叶状体枯死，由母体生出冬芽繁殖。花、果期夏、秋季。

▶**生境分布**　生于水田、湖湾、池塘或静水沟中。中国各省（区）有分布，世界温带至热带地区也有分布。

▶**采收加工**　6～9月采收，洗净，除去杂质，晒干。用时洗净。

▶**性味功效**　辛，寒。宣散风热，透疹，利尿。

▶**用量**　3～10 g。

▶**验方**　糖尿病：①鲜浮萍、鲜瓜蒌根（天花粉）各等量。捣烂取汁，每日服2次，每次服半茶杯。②鲜浮萍100 g。捣汁服。

▶**附注**　药理研究证实，浮萍有显著的利尿和强心作用。

桑 螵 蛸（螳螂巢）

▶**来源**　螳螂科动物广腹螳螂 *Hierodula patellifera* Serville 的干燥卵鞘。

▶**形态**　大型螳螂，体长约10 cm，绿色。头圆三角形，能活动。触角线形。口器咀嚼式。复眼突出，头顶有3个单眼。前胸细长，侧缘有细齿，背板肩部发达。前翅革质，后翅膜质，静止时折叠在腹部背面。雄性腹部末端有刺突1对。雌性腹部特别大。脚3对，细长，前脚为捕捉脚，呈镰刀状，外缘有短棘16个以上，中脚和后脚用于行走。成虫在秋天交尾后雄虫常被雌虫

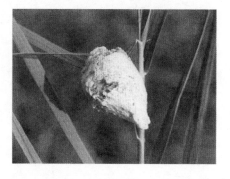

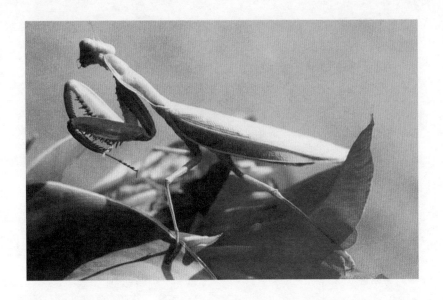

吃掉。卵成块产在植物枝条上，卵块上夹有其他杂物，经日晒坚凝成卵鞘，呈团块状，表面浅黄褐色或黄褐色，体轻，质松，断面可见许多小室，每室有1个黄棕色卵。夏、秋季产卵。

▶**生境分布**　生活在木本、藤本或高草本植物上。中国各省（区）有分布，亚洲热带和亚热带地区也有分布。

▶**采收加工**　9～10月采收，除净树枝等杂质，收入锅中蒸半小时左右，取出晒干。用时洗净，晒干，切碎或研细粉。

▶**性味功效**　甘、咸，平。补肾，固精，缩尿。

▶**用量**　3～10 g。

▶**禁忌**　肝肾有热，阴虚多火和性欲亢进者忌用。

▶**验方**　糖尿病（消渴）：①桑螵蛸60 g。研细粉，每次服6～10 g，每日服2次，温开水冲服。②桑螵蛸15 g（研细粉，分2～3次冲服），山药、玉米须各15 g，黄芪、茯苓各10 g。水煎，冲桑螵蛸服。③桑螵蛸10 g，玉米须30 g。水煎服。

黄　精

▶**来源**　百合科植物滇黄精 *Polygonatum kingianum* Coll. et Hemsl. 的根状茎。

▶**形态**　多年生草本，高1～1.5 m。根状茎肥厚肉质，直径达6 cm，近圆柱状或结节块状，表面淡黄色，有环节，有须根。茎圆柱形，直径5～7 mm，直立，下部密生紫红色斑点，上部倾斜或作攀缘状。单叶轮生，每轮有叶3～10片，无柄；叶片条形、条状披针形或披针形，长6～15 cm，宽0.5～1.3 cm，先端渐尖而曲卷，基部渐狭，边缘全缘，两面均无毛。花紫红色或粉红色；伞形花序腋生，每花序通常有花2～4朵，俯垂；总花梗长1～2 cm；花梗长0.5～1.5 cm；花被筒长1.8～2.5 cm，宽约1.3 cm，6裂，裂片三角形，长约5 mm；雄蕊6枚，内藏。果实球形，成熟时红色、橙红色至紫黑色，直径1～1.5 cm。花期4～6月，果期秋季。

▶**生境分布**　生于阴湿的山坡林下、灌木丛中。分布于我国云南、四川、贵州、广西等省（区）；越南、缅甸等地

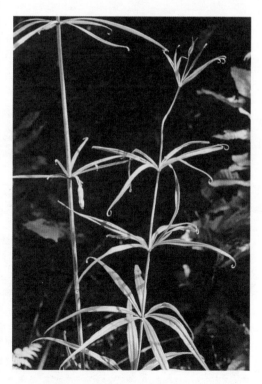

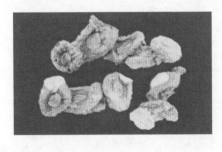

也有分布。

▶**采收加工** 秋季采收，除去须根，洗净，放入沸水中略烫或蒸至透心，晒干。用时洗净，切薄片。

▶**性味功效** 甘，平。补气养阴，健脾，益肾，润肺。

▶**用量** 10~15 g。

▶**验方** 1. 糖尿病：①黄精30 g。水煎服。②黄精、玉竹各30 g。水煎服。③黄精、山药、天花粉、黄芪各30 g，枸杞子15 g。水煎服。④黄精、山药、天花粉、生地黄各15 g。水煎服。

2. 冠心病心绞痛：黄精、昆布各15 g，山楂25 g，菖蒲、郁金、柏子仁各10 g，延胡索6 g。煎成膏剂，分3次服，每日1剂，连服30日为1疗程。

3. 心绞痛：黄精、制何首乌各15 g，柏子仁10 g，郁金、菖蒲各6 g，延胡索3 g。水煎服。

▶**附注** 药理研究证实，黄精有降血脂、降血糖和延缓衰老的作者，还有降血压和防止动脉粥样硬化的作用。

匙羹藤叶（武靴藤叶）

▶**来源** 萝藦科植物匙羹藤 *Gymnema sylvestre*（Retz.）Schult. 的叶。

▶**形态** 木质藤本。枝、叶、果新鲜时折断有白色乳状液汁。嫩枝圆柱形，有微柔毛，后渐变无毛。单叶对生；叶片倒卵形或卵状长圆形，长3~8 cm，宽1.5~4 cm，两面仅叶脉有微柔毛，其余均无毛，侧脉每边4~5条；叶柄长3~10 mm，顶端有丛生腺体。花小，绿白色；聚伞花序伞形状，比叶短，腋生；花序梗长2~5 mm，有毛，花梗长2~3 mm，有毛；花萼裂片5，基部内面有5个腺体，边缘有

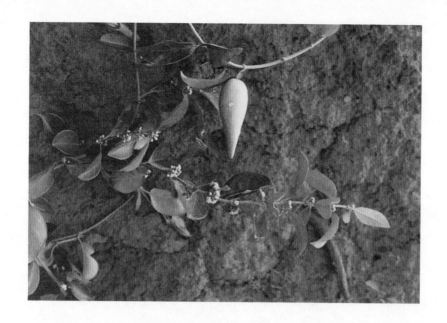

毛；花冠钟状，长和宽约2 mm，5裂，裂片卵圆形，顶端钝；副花冠为5条厚硬带；雄蕊5枚。蓇葖果卵状披针形，长5～9 cm，基部宽约2 cm，基部膨大，顶端渐尖，外面无毛。种子卵圆形，顶端有白色种毛，种毛长约3.5 cm。花、果期5～12月。

▶**生境分布**　生于旷野山坡或路旁灌木丛中。分布于我国浙江、福建、台湾、广东、广西、海南、云南等省（区）；印度、越南、印度尼西亚、澳大利亚及热带非洲也有分布。

▶**采收加工**　夏、秋冬季采收，除净杂质，晒干。用时洗净。

▶**性味功效**　微苦，凉，有毒。消热凉血，消肿解毒，降血糖。

▶**用量**　10～15 g。

▶**禁忌**　孕妇慎用。

▶**验方**　糖尿病：①匙羹藤叶10 g。水煎代茶饮。②匙羹藤叶、番石榴叶（或番石榴果）各15 g。水煎代茶饮。③匙羹藤叶15 g，玉米须30 g。水煎服。

▶**附注** 药理研究证实，匙羹藤叶有降血糖、抑制甜味反应和抗龋齿作用。

萹 蓄（扁竹草）

▶**来源** 蓼科植物萹蓄 *Polygonum aviculare* L. 的地上部分。

▶**形态** 一年生小草本，高10～20 cm。茎平卧地面或上升或斜生，有细纵棱，节明显。单叶互生；叶片披针形或长圆形，长1.5～3 cm，宽2～7 mm，先端钝或急尖，基部狭，有关节，边缘全缘，两面均无毛，无腺点；托叶鞘状，膜质，有明显的脉纹，通常数裂，下部褐色，顶端微白色。花暗绿色或绿色，边缘带红色或白色，几遍生茎上，1～5朵簇生于叶腋，全露或半露出托叶鞘外；花被5深裂，裂片椭圆形；雄蕊8枚，花丝线形，基部增大。果实卵状三棱形，长2 mm以上，无毛，有点状线纹，包围于宿存花被内，仅顶端有少部分外露。花、果期4～10月。

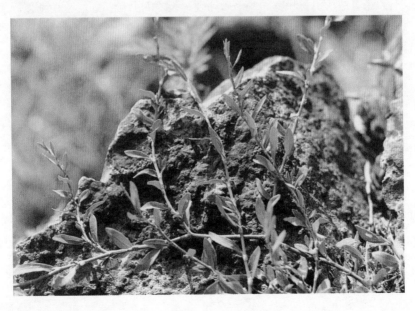

▶**生境分布**　生于空旷湿润的平地、荒地、路边、河滩沙地、园边、田野。我国各省（区）均有分布；亚洲热带、亚热带地区、欧洲和美洲温带地区也有分布。

▶**采收加工**　夏季采收，洗净，除去杂质，晒干。用时洗净，切碎。

▶**性味功效**　苦，微寒。利尿通淋。

▶**用量**　10～15 g。

▶**验方**　糖尿病：①鲜萹蓄250 g。捣汁，分3次服，连服15日。②萹蓄、玉米须、凉粉草各30 g。水煎服。③萹蓄、凉粉草各30 g，山药15 g。水煎服。

▶**附注**　药理研究证实，萹蓄有明显的利尿和降压作用。

紫茉莉根（胭脂花根）

▶**来源**　紫茉莉科植物紫茉莉 *Mirabilis jalapa* L. 的根。

▶**形态**　多年生直立草本。块根肥厚如薯状，肉质，外皮棕黑色，内面白色。茎多分枝，节部膨大，嫩枝近无毛。单叶对生；叶片卵形或卵状三角形，长4～10 cm，宽3～5 cm，边缘全缘，两面近无毛；叶柄长1～4 cm。花紫红色、红色、黄色或白色，单朵或数朵生于枝梢叶腋；每朵花基部有5枚萼片状总苞，长约1 cm；花被管圆柱状，长4～6.5 cm，基部膨大成球形，顶端5裂；雄蕊5枚。果实卵形，长5～8 mm，成熟时黑色，有细棱。花、果期7～10月。

▶**生境分布**　多生于土质肥沃的村边、沟边、路边草地上，或栽培于庭院中。我国各省（区）有栽培；热带美洲等地也有栽培。

▶**采收加工**　秋季采收，洗净，刮去黑色外皮，切片晒干。用时洗净，切碎。

▶**性味功效**　甘、淡，凉；有小毒。清热解毒，利尿，泻下。

▶**用量**　6～10 g。

▶**禁忌**　孕妇忌服。

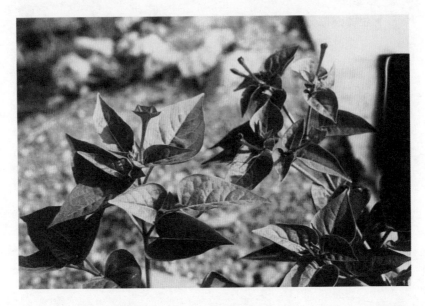

▶**验方**　糖尿病（消渴病）：①紫茉莉根30 g。水煎服。②鲜紫茉莉根100 g，白果14粒（去壳）。水炖服。③紫茉莉根30 g，猪胰200 g，白果20粒（去壳）。水炖，饭煎服。

番石榴叶（番桃叶、番捻叶）

▶**来源**　桃金娘科植物番石榴 *Psidium guajava* L. 的叶及带叶嫩茎。此外，成熟果实（番石榴）也入药。

▶**形态**　常绿灌木或小乔木，高2～7 m。树皮红褐色或淡绿褐色，片状剥落。嫩茎四棱形，有短柔毛。单叶对生；叶片长圆形或椭圆形，长6～14 cm，宽4～7 cm，上面稍粗糙，无毛，下面有短柔毛，边缘全缘，侧脉每边12～15条，在上面下陷，下面凸起；叶柄短。花白色，直径2.5～3.5 cm；单朵或2～3朵生于叶腋；花萼管梨形，裂片4～5片，外面有短柔毛；花瓣4～5片，长1～1.4 cm；雄蕊多数，花丝分离。果实梨形、卵圆形或球形，直径4～5 cm，成熟时淡黄色或淡黄绿色，顶端有宿存萼片，内面黄白色或粉红色，种子多数。花、果期夏季。

▶**生境分布**　栽培植物或逸为野生，多生于山坡、山脚、沟谷或荒地上。我国广东、广西、海南、福建、台湾、云南、四川等省（区）有栽培；原产南美洲，世界热带地区也有分布。

▶**采收加工**　叶：夏季采收，晒干。果实：成熟时采收，鲜用。用时洗净，叶切丝，果实榨汁。

▶**性味功效**　甘、涩、平。收敛止泻，消炎止血，降血糖。

▶**用量**　10～15 g，鲜品15～30 g。

▶**禁忌**　热盛泄泻者忌服。

▶**验方**　糖尿病：①番石榴叶30 g。水煎，当茶饮。②番石榴叶、银杏叶各15 g，玉米须30 g。水煎服。③鲜番石榴榨汁。每次服30 ml，每日服2次。④番石榴叶、匙羹藤叶各15 g。水煎服。

▶**附注**　药理研究证实，番石榴叶和成熟果汁有降低血糖的作用。

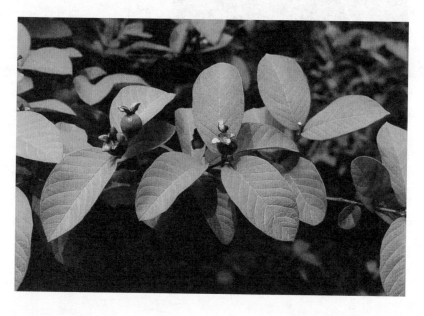

薏 苡 仁（薏米）

▶**来源** 禾本科植物薏苡 *Coix lacryma-jobi* L.var.*ma-yuen*（Roman.）Stapf 的成熟种仁。

▶**形态** 一年或多年生草本，高1～2 m。秆直立，有环状节，基部节上有支柱根。单叶互生；叶片长披针形，长10～40 cm，宽1.5～3 cm，边缘粗糙，两面均无毛，叶脉纵向平行，先端尖，基部鞘状无毛；叶舌长约1 mm，质硬。花单性，雌雄穗同生于一总状花序上；总状花序腋生，从上部叶鞘内抽出1～6穗成束；雄小穗的雄蕊3枚；雌小穗生于1个卵圆形或球状总苞内，总苞在果实成熟时逐渐变硬，白色或紫蓝色，光滑，长约1 cm，顶端尖，有孔，内有种仁，即薏苡仁，质地粉性坚实，白色或黄白色，长、宽及厚在5～8 mm之间，侧面有1条深而宽的纵沟，沟内有淡棕色种皮，基部有棕色种脐。花、果期秋季。

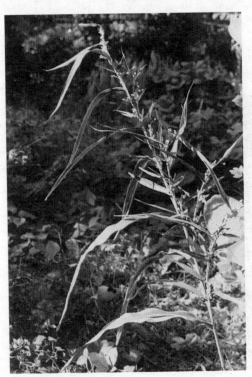

▶**生境分布** 多为栽培，或逸为野生于沟边、河旁、荒野。我国辽宁、陕西、河北、河南、江苏、浙江、江西、安徽、福建、台

湾、湖北、湖南、广东、广西、海南、四川、云南等省（区）有栽培；亚洲热带、亚热带地区以及越南、泰国、缅甸、印度、爪哇、马来西亚、印度尼西亚、菲律宾等地也有栽培。

▶**采收加工**　9月间果实成熟时采收，割下茎秆，脱粒晒干，研去种皮，除净杂质。用时洗净。

▶**性味功效**　甘、淡，凉。健脾渗湿，清热排脓。

▶**用量**　10～30 g。

▶**验方**　糖尿病：①薏苡仁30 g。水煮成粥食；或加入大米30 g同煮成粥食。②薏苡仁30 g，玉米须60 g，炒绿豆30 g。水煎服。③薏苡仁、山药、天花粉各30 g。水煮成粥食。

▶**附注**　药理研究证实，薏苡仁有解热、镇静、镇痛、降血糖和抗癌作用。

鹰 不 扑 （楤木根、勒楤木）

▶**来源**　五加科植物黄毛楤木 *Aralia decaisneana* Hance的根及根皮。

▶**形态**　落叶灌木或小乔木。根粗壮、圆柱状，表面土黄色或灰黄色，断面灰白色。嫩枝密生黄棕色绒毛，有刺，刺短而直。二回单数羽状复叶互生，长达1.2 m；末回小叶片卵形或长圆状卵形，长7～14 cm，宽4～10 cm，边缘有细锯齿，两面密生黄棕色绒毛，下面毛更密，侧生小叶近无柄，顶生小叶柄长达5 cm；叶轴和叶柄有细刺和黄棕色绒毛；托叶和叶柄基部合生。花黄白色或淡绿白色；伞形花序，有花30～50朵，组成圆锥状花序，密生绒毛和细刺；苞片长8～15 mm；花萼筒无毛，5齿裂；花瓣5片；雄蕊5枚。果实球形，有5棱，直径约4 mm，成熟时黑色。花、果期10月至次年2月。

▶**生境分布**　生于向阳的山坡、疏林中、林边、沟边。分布于江西、福建、台湾、广东、广西、海南、云南、贵州等省（区）。

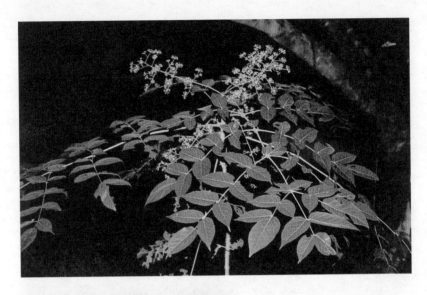

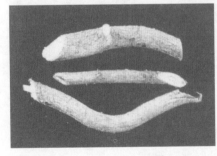

▶**采收加工** 秋季采收，洗净，刮去外面粗皮，晒干。用时洗净，切碎。

▶**性味功效** 苦，平。利尿消肿，降血糖。

▶**用量** 10～15 g。

▶**禁忌** 孕妇忌服。

▶**验方** 糖尿病：①鹰不扑根皮60 g。水煎服。②鹰不扑根皮15 g，鸭跖草30 g。水煎服。连服5个月。③鹰不扑根皮30 g，白果60 g（去壳）。水炖服。

▶**附注** 药理研究证实，黄毛楤木有降血糖和保肝的作用。

心脑血管病中草药

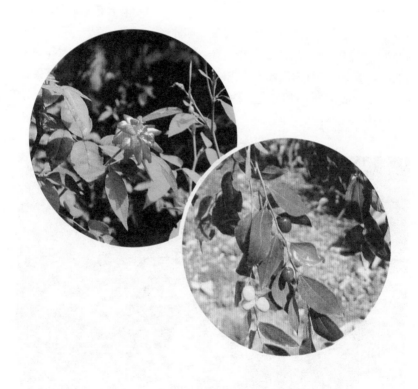

三　七（田七、参三七、人参三七）

▶**来源**　五加科植物三七 *Panax notoginseng*（Burk.）F.H.Chen ex C.Chow 的根。此外，叶（三七叶）和花序（三七花）也入药。

▶**形态**　多年生直立草本。主根肥大肉质，倒圆锥形或短圆柱形，长2~6 cm，直径1~4 cm，外皮黄棕色，有数条支根，顶端有短的根茎。茎圆柱形，无毛。掌状复叶轮生，通常3~6枚轮生于茎顶，每枚叶有小叶3~7片；小叶片椭圆形或长圆状倒卵形，边缘有锯齿，两齿间有刚毛，两面叶脉均有刚毛。花黄白色；伞形花序单生于枝顶，有花80~100朵或更多；花梗有微柔毛；花萼5齿裂；花瓣5片；雄蕊5枚。浆果肾形，长约9 mm，成熟时红色。种子球形，种皮白色。花期6~8月，果期8~10月。

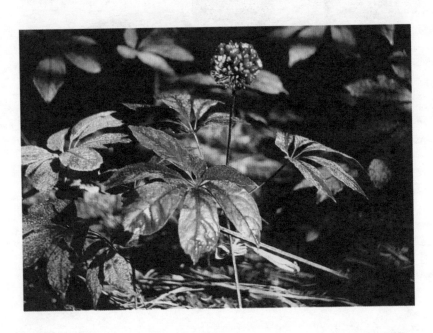

▶**生境分布** 栽培植物，栽培于林下阴湿处或山坡人工荫棚下。我国的广西、云南为主要产地，广东、福建、江西、浙江、四川、湖北等地近年有引种栽培；越南也有栽培。

▶**采收加工** 根于秋季花开前采收，洗净，晒干。花序于夏季花开放前或初开时采收，晒干。叶于冬季采收，晒干。用时洗净，根研成细粉。叶切碎。

▶**性味功效** 根和叶：甘、微苦，温。散瘀止血，消肿定痛。花序：甘，凉。清热，平肝，降压。

▶**用量** 1～3 g。

▶**禁忌** 孕妇慎用。

▶**验方** 1. 不稳定型心绞痛：三七研细粉。每次服3 g，每日服3次，开水送服。重症加倍。连续用药15日为1个疗程。症状缓解后酌减剂量。

2. 高血压头晕，头痛：三七花3 g。开水泡（或水煎）代茶饮，也可加白糖适量。连续用药30日为1个疗程。

3. 动脉硬化，高血压病，高血脂症，糖尿病，冠心病：①三七研细粉。每次服2 g，每日服2次，开水冲服。②三七叶5 g。开水泡，代茶常饮。

▶**附注** 药理研究证实，三七有降脂、降压、止血及增强体力作用，并可直接扩张冠脉、降低冠脉阻力。三七花对中枢神经系统具有抑制效能。三七叶有降低血清总胆固醇和血清甘油三酯含量的作用，还有延长寿命和增强机体活力的作用。三七还有改善微循环、降低血小板功能和抑制血栓形成作用。

大 枣 (红枣、枣子)

▶**来源** 鼠李科植物枣 *Ziziphus jujuba* Mill. 的成熟果实。

▶**形态** 落叶乔木或小乔木。枝无毛，有刺，一长一短，长刺

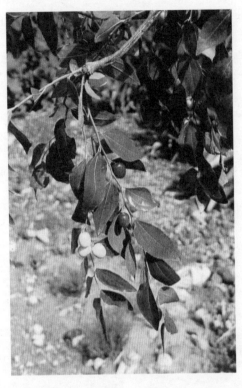

长达3 cm，粗直，短刺长4～6 mm，下弯，嫩枝常呈"之"字形曲折。单叶互生；叶片卵形或卵状椭圆形，长3～7 cm，宽1.5～4 cm，先端尖，基部偏斜，边缘有锯齿，上面无毛，下面无毛或沿脉有微毛；托叶刺细。花小，黄色或黄绿色；单朵或2～3朵排成聚伞花序生于叶腋；萼片5片；花瓣5片；雄蕊5枚。果实卵形或椭圆形，无毛，长2～3.5 cm，直径1.5～2.5 cm，成熟时红色，后变紫红色，外果皮薄，中果皮肉质松软，如海绵状（俗称果肉），味甜，通常内含坚硬果核1枚，纺锤形，两端尖。花期5～7月，果期8～9月。

▶**生境分布**　栽培植物，性耐干旱。我国吉林、辽宁、陕西、甘肃、新疆、河北、山西、河南、山东、江苏、浙江、江西、安徽、福建、台湾、湖北、湖南、广东、广西、海南、四川、贵州、云南等省（区）有栽培；亚洲、欧洲和美洲各地也有栽培。

▶**采收加工**　8～9月果实成熟后采收，晒干。用时洗净。

▶**性味功效**　甘，温。补中益气，养血安神。

▶**用量**　3～12枚（约6～15 g）。

▶**验方**　高血压：①大枣20只，葵花盘（菊科向日葵的花序托）1只。水煮，吃枣饮汤。②大枣10只，鲜芹菜、鲜车前草各120 g。水煎代茶饮。③大枣10只，芭蕉根30 g。水2碗煎至1碗，顿服。④大枣20只，玉米须30 g。水煎服。

▶**附注** 药理研究证实，大枣有抗变态反应和中枢神经抑制作用，还有保肝和抗癌作用。

大叶钩藤（钩藤）

▶**来源** 茜草科植物大叶钩藤 *Uncaria macrophylla* Wall. 的带钩茎枝。

▶**形态** 攀缘状灌木。嫩枝近四方形，有疏短柔毛；茎枝圆柱形或类方形，节上叶腋有对生的两钩（由不发育的总花梗变为钩状体），

或仅一侧有钩，另一侧有凸起的疤痕，钩的长度1～1.5 cm。单叶对生；叶片宽椭圆形或近圆形，长10～16 cm，宽6～12 cm，顶端尖或圆形，基部圆形或浅心形，边缘全缘，下面无毛或沿中脉有幻柔毛，下面有疏短粗毛，侧脉每边6～8条；叶柄长8～10 mm，有疏短柔毛；托叶2深裂，长约1 cm，两面均有毛。花小，淡黄色或白色，聚合成球形的头状花序，直径4～4.5 cm，单个顶生或腋生；总花

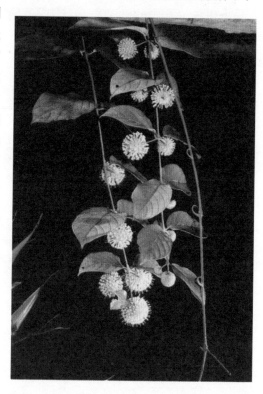

梗长3.5~6.5 cm，有毛，近顶部有数枚轮生苞片；花萼筒状，有毛，5裂；花冠管状，长10~12 mm，外面有毛，里面无毛，5裂，裂片宽椭圆形，顶端钝；雄蕊5枚。蒴果小，长15~25 mm，直径约3 mm，有长柄，有毛，顶端有宿存萼片，聚合成一球状体。种子多数，细小，两端有膜质翅。花、果期夏、秋季。

▶**生境分布** 生于丘陵山坡、山谷疏林中。分布于我国广东、广西、海南、云南等省（区）；中南半岛及印度等地也有分布。

▶**采收加工** 同钩藤。

▶**性味功效** 同钩藤。

▶**用量** 同钩藤。

▶**验方** 同钩藤。

▶**附注** 药理研究证实，大叶钩藤有降压、抑喘和预防心率失常的作用。

大金银花（金银花、大花金银花）

▶**来源** 忍冬科植物大花忍冬 *Lonicera macrantha*（D.Don）Spreng. 的花蕾或带初开的花。

▶**形态** 多年生藤本。茎圆柱形，通常紫红色；嫩枝、叶柄和总花梗均密生开展的长糙毛（毛长约2 mm以上）和短糙毛，并散生短腺毛；嫩枝红褐色。单叶对生；叶片卵形或卵状长圆形至长圆状披针形，长5~10 cm，宽3~4 cm，边缘全缘有长糙毛，上面中脉和下面叶脉有长、短两种糙毛，并夹杂少数桔红色或淡黄色腺毛。花初开时白色，后变黄色，2朵腋生或在小枝顶密集成多节的伞房状花序；苞片、小苞叶和萼齿均有糙毛和腺毛；苞片披针形，长约3 mm，与萼筒等长，小苞片卵圆形，长约1 mm，约为萼筒长的1/2；萼筒长约2 mm，无毛或有短糙毛，萼齿5枚；花冠5裂呈2唇形，长4.5~7 cm，外面有开展糙毛、微柔毛和小腺毛，唇瓣内面有疏柔毛；雄蕊5枚，无毛。果实圆球形或椭圆形，直径约10 mm，成熟时黑色。花期4～5月，果期7～8月。

▶**生境分布** 生于山坡、山谷、林边或灌木丛中。分布于我国浙江、江西、福建、台湾、湖南、广东、广西、海南、四川、贵州、云南、西藏等省（区）；越南、缅甸、印度、不丹、尼泊尔等地也有分布。

▶**采收加工** 初夏花开放前采收，摊席上晾干，晾晒时忌用手翻动，否则花色变黑，阴天可用微火烘干。用时洗净。

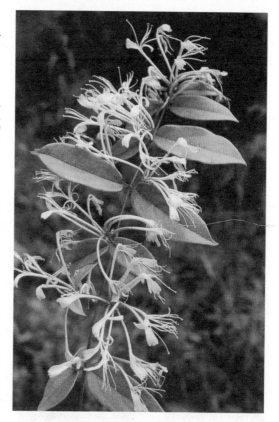

▶**性味功效** 甘，寒。清热解毒，凉散风热。

▶**用量** 10～30 g。

▶**验方** 高血压：①大金银花、菊花各25 g。沸开水冲泡服。②大金银花、菊花各30 g，桑叶、山楂各15 g。沸开水冲泡（不可熬煎）服。③大金银花、夏枯草、玉米须、荠菜各15 g。水煎服。

▶**附注** 药理研究证实，金银花有抑制乙酰胆碱酯酶功能和抑菌、消炎、止血作用。

万年青根

▶**来源** 百合科植物万年青 *Rohdea japonica*（Thunb.）Roth 的根及根状茎。此外，叶（万年青叶）也入药。

▶**形态** 多年生常绿草本。根状茎直立，圆柱形，肥厚而短，黄白色，有明显的环节，节上生多数细长的须根，须根上密生白色茸毛。叶基生，直立，通常3～6片；叶片质厚，长圆形，长15～50 cm，宽2.5～7 cm，先端尖，基部狭，边缘全缘，两面均无毛，基出平行脉明显，主脉较粗。花淡黄色或淡黄白色；花葶从叶丛中抽出，短于叶，长5～10 cm，穗状花序肉质棒状，长3～4 cm，宽1.2～1.7 cm，由几十朵密集的花组成；苞片卵形，短于花；花被片6片，下部愈合成球状钟形，长4～5 mm，宽约6 mm，顶端6浅裂，裂片很小，不明显；雄蕊6枚，无花丝。浆果球形，肉质，成熟时红色，直径约8 mm。花期5～6月，果期9～11月。

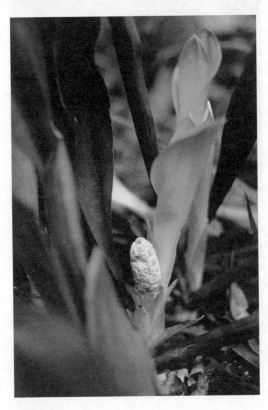

▶**生境分布** 生于

阴湿的林下、草地上，或栽培于庭院中。分布于山东、江苏、浙江、江西、安徽、福建、台湾、湖北、湖南、广西、广东、四川、贵州等省（区）。

▶**采收加工**　全年可采收，除去杂质，洗净，分别晒干。用时洗净，分别切碎。

▶**性味功效**　甘、苦，寒；有毒。清热解毒，强心利尿。

▶**用量**　3～10 g。

▶**验方**　1. 心力衰竭：万年青根20 g。第1次加水150 ml，煎取50 ml；第2次加水120 ml，煎取40 ml，2次煎液合并，每次服30 ml，每日分3次服。连服7～10日为1疗程。心力衰竭控制后，改用维持量3～10 g，以防中毒。

2. 风湿性心脏病：鲜万年青叶20 g。水煎分3次服，连服10日为1疗程。病情稳定后，改用维持量10 g（鲜品），以防中毒。

▶**附注**　药理研究证实，万年青对冠状动脉、脑血管、肾脏血管及四肢血管等有扩张作用，还有强心和利尿作用。

山　楂（云楂、山林果）

▶**来源**　蔷薇科植物云南山楂 *Crataegus scabrifolia*（Franch.）Rehd. 的成熟果实。此外，叶（山楂叶）也入药。

▶**形态**　落叶乔木。枝通常无刺。单叶互生；叶片卵状披针形或卵状椭圆形，长4～8 cm，宽2.5～4.5 cm，边缘有钝锯齿，通常不分裂，或仅在不孕枝上有少数叶具3～5浅裂片，有短柔毛或近无毛；托叶线状披针形，边缘有腺齿，早落。花白色；伞房花序或复伞房花

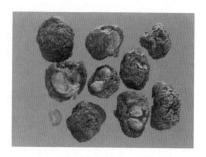

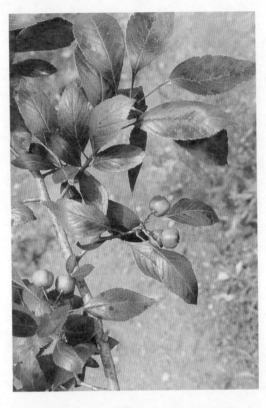

序生于枝顶；花梗和总花梗均无毛；花萼钟状，5裂，无毛；花瓣5片，近圆形，长约8 mm，宽约6 mm；雄蕊20枚。果实扁球形，直径1.5～2 cm，成熟时黄色或带红晕，萼片宿存，内含小核5粒，骨质。花期4～6月，果期8～10月。

▶**生境分布** 生于山野林边、溪边杂木林中，或栽培。分布于中国云南、贵州、四川、广西等省（区）。

▶**采收加工** 果实：秋季采收，横切或纵切成两片，晒干。叶：夏、秋季采收，除净杂质，晒干。用时洗净。

▶**性味功效** 酸、甘，微温。消食健脾，行气散瘀，降脂。

▶**用量** 10～15 g。

▶**验方** 1. 高血脂症：焦山楂、焦槟榔、神曲各等量。研细粉，水泛为丸，如梧桐子大，每次服10 g，每日服3次，空腹服。

2. 高胆固醇症：山楂叶（或山楂）15 g。水煎代茶常饮。

▶**附注** 药理研究证实，云南山楂果实和叶有降血脂和抗氧化作用，还有抗心肌缺血和降胆固醇作用。

山 银 花（金银花）

▶**来源** 忍冬科植物华南忍冬 *Lonicera confusa*（Sweet）DC. 的花蕾或带初开的花。

▶**形态** 多年生常绿藤本。茎圆柱形，通常紫红色；嫩枝、叶柄、苞片、小苞片、萼筒和总花梗均密生灰黄色卷曲短柔毛，并疏生微腺毛。单叶对生；叶片卵形或卵状长圆形，长3～6 cm，宽2.5～3.5 cm，边缘全缘，嫩时两面有短糙毛，老时上面变无毛。花初开时白色，后变黄色；2朵生于叶腋，或具2～4节的短总状花序；苞片小，条状披针形，与萼筒几近等长，长约2 mm，边缘有毛；小苞片卵圆形，长约1 mm，边缘有毛；萼筒外面密生短柔毛；5裂，裂片有毛；花冠5裂呈2唇形，长3～5 cm，外面有糙毛和长、短两种腺毛；雄蕊5枚，花丝无毛。果实近球形，直径6～10 mm，成熟时黑色。花期4～5月，

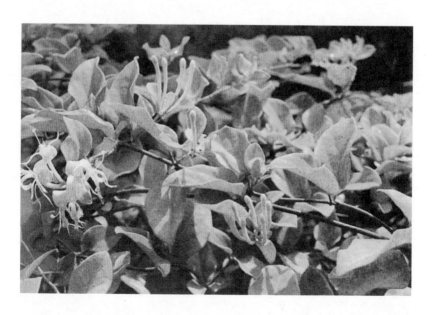

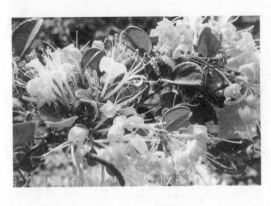

有时9～10月第2次开花，果期8～10月。

▶**生境分布** 生于山坡、林边、沟边、旷野路边。分布于我国广东、广西、海南等省（区）；越南、尼泊尔等地也有分布。

▶**采收加工** 同大金银花。

▶**性味功效** 同大金银花。

▶**用量** 同大金银花。

▶**验方** 同大金银花。

▶**附注** 同大金银花。

千 斤 拔（土黄芪、蔓性千斤拔）

▶**来源** 豆科（或蝶形花科）植物蔓性千斤拔 *Flemingia philippinensi Merr.et* Rolfe 的根。

▶**形态** 卧地或斜升的小灌木。根长圆锥形，垂直生长，外皮浅红褐色，粗糙。嫩枝三棱柱状，密生短柔毛，老枝近圆柱状，无毛。指状复叶互生，小叶3片；小叶片长圆形或卵状披针形，长4～7 cm，宽1.7～3 cm，两面有短柔毛，下面毛较密，叶脉在上面凹陷，在下面凸起；托叶披针形；无小托叶。花紫红色；总状

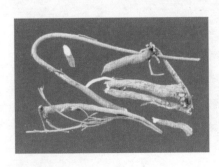

花序长约2.5 cm，生于叶腋；花萼有毛，5裂；花冠蝶形，约与花萼等长；雄蕊10枚，其中9枚花丝合生。荚果膨胀，椭圆状略扁，长约8 mm，宽约5 mm，有短柔毛。种子2粒，黑色。花、果期夏、秋季。

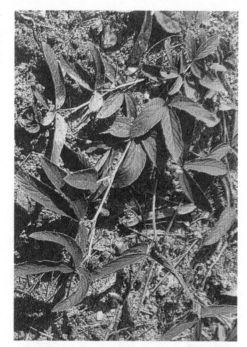

▶**生境分布**　生于空旷山坡草地、平地、路边、田边。分布于我国江西、福建、台湾、湖北、湖南、广东、广西、海南、贵州、四川、云南等省（区）；菲律宾等地也有分布。

▶**采收加工**　秋季采收，洗净，晒干。用时洗净，切薄片。

▶**性味功效**　甘、微涩，平。祛风利湿，健脾消积，补肾强腰。

▶**用量**　15～30 g。

▶**验方**　高血压病：千斤拔60 g，红杜仲30 g，萝芙木根15 g，猪肉适量。水煲，食肉喝汤。

▶**附注**　药理研究证实，千斤拔有镇痛和消炎作用，对P388白血病细胞有抑制作用。

川　芎（抚芎、西芎）

▶**来源**　伞形科植物川芎 *Ligusticum chuanxiong* Hort. 的根茎。

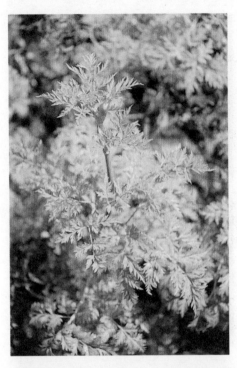

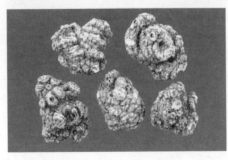

▶**形态**　多年生直立草本。根茎发达，形成不规则的结节状拳形团块，黄棕色，有浓烈香气。茎圆柱形，中空，下部茎节膨大成盘状。叶互生，三至四回羽状全裂，羽片4～5对，末回裂片线状披针形或长卵形，长2～5mm，宽1～2mm，两面无毛或仅叶脉有短柔毛；叶柄基部扩大成鞘状。花白色；复伞形花序顶生或侧生；总苞片3～6片，线形；小总苞片4～8片，线形，长3～5mm，边缘全缘；萼齿不明显；花瓣5片；雄蕊5枚。果实扁平椭圆形，长2～3mm，宽约1mm。花期7～8月，果期9～10月。

▶**生境分布**　栽培植物。四川、贵州、云南、陕西、甘肃、宁夏、内蒙古、河北、湖北、湖南、江苏、浙江、江西、广西等省（区）有栽培。

▶**采收加工**　夏、秋季当茎基部的节盘显著突出并略带紫色时采收，除净泥沙及杂质，晒干。用时洗净，润透，切薄片。

▶**性味功效**　辛，温。活血行气，祛风止痛。

▶**用量**　3～10g。

▶**验方**　1. 冠心病心绞痛：川芎、红花各15 g。水煎服。连服30日为1疗程。血压偏高加黄芩15 g，五味子10 g；血脂偏高加胡黄连3 g，荷叶15 g同煎服。

2. 中风后遗症：川芎5 g，地龙、赤芍、当归尾、黄芪、桃仁各10 g。水煎服。

3. 脑震荡：川芎、钩藤、白芷各15 g，铁包金（鼠李科）50 g。水煎服。

▶**附注**　药理研究证实，川芎有降压作用，能扩张冠脉、增加冠脉流量，对中枢神经有镇静作用。

广 山 楂（山楂、大果山楂）

▶**来源**　蔷薇科植物台湾林檎 *Malus doumeri*（Bois.）Chev. 的成熟果实。此外，叶（广山楂叶）也入药。

▶**形态**　落叶乔木。小枝圆柱形，嫩枝有长柔毛，老枝无毛。单叶互生；叶片长椭圆形或卵状椭圆形，长9～15 cm，宽4～6.5 cm，边缘有不整齐尖锐锯齿，嫩时两面有白色柔毛，老时无毛；叶柄长1.5～3 cm，嫩时有绒毛；托叶线状披针形，边全缘，无毛，早落。花白色，直径2.5～3 cm，先叶开放；花序近伞形，有花4～7朵，腋生花梗长1.5～3 cm，有白色柔毛；萼筒倒钟形，外面有柔毛，5裂，裂片卵状披针形，长约8 mm，先端尖，边全缘，两面均密生白色柔毛，与萼筒等长或稍长；花瓣5片，倒卵形；雄蕊多数（30～50枚）；花柱4～5枚，比雄蕊长，基部有长绒毛。果实近球形、扁球形或卵形，直径2.5～5.5 cm，成熟时淡黄色或绿黄色，仅顶端和基部有微绒毛，其余部分

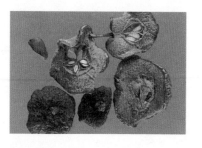

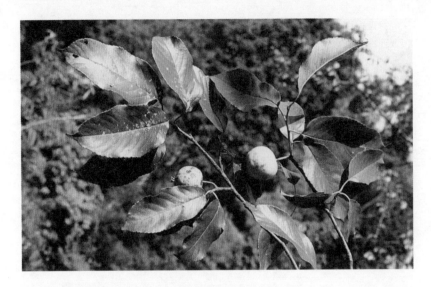

无毛，顶端有一管状隆起的宿存萼裂片，横切面可见5室，每室有种子2粒。种子扁平，肉质。花期初夏，果熟期秋季。

▶**生境分布** 生于山坡、山谷、沟边林中，或栽培。分布于我国浙江、江西、台湾、湖南、广东、广西、海南、云南等省（区）；越南、老挝等地也有分布。

▶**采收加工** 同山楂。

▶**性味功效** 同山楂。

▶**用量** 同山楂。

▶**验方** 同山楂。

广 防 风（秽草、防风草、假豨莶）

▶**来源** 唇形科植物广防风 *Epimeredi indica*（L.）Rothm. 的全草。

▶**形态** 一年生直立草本，高0.7～1.5 m。茎四方形，密生短柔毛。单叶对生或3叶轮生；叶片阔卵形或卵形，长4~9 cm，宽3~6 cm，先端渐尖，基部阔楔形或心形，边缘有锯齿，上面有短伏毛，下面有密短柔毛。花淡紫红色或粉红色；轮伞花序腋生，每轮多花密集成长穗状花序；苞片叶状；小苞片线形；花萼5齿，外面有柔毛和腺毛；花冠2唇形，长约1.3 cm，外面无毛，上唇伸直，长约5 mm，全缘，下唇长约9 mm，3裂，中间裂

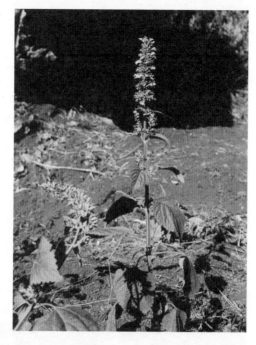

片微缺或2裂；雄蕊4枚，伸出。果为小坚果，4枚，圆柱状，直径约1.5 mm，黑色或黑褐色，光滑。花、果期8~11月。

▶生境分布　生于山野荒地、坡地、林边、路边、园边等。分布于我国湖南、江西、安徽、福建、台湾、广东、广西、海南、贵州、云南、四川等省（区）；东南亚的马来群岛及印度、菲律宾等地也有分布。

▶采收加工　夏、秋季采收，除净杂质，晒干。用时洗净，切短段。

▶性味功效　苦、辛，微温。祛风解表，理气止痛。

▶用量　10~15 g。

▶验方　高血压病：①广防风、臭梧桐根（马鞭草科海州常山）各15~30 g。水煎服。②广防风、夏枯草、钩藤各15 g。水煎服。③广防风、荠菜各30 g，萝芙木根15 g。水煎服。

马兰草（路边菊、鱼鳅串）

▶**来源**　菊科植物马兰 *Kalimeris indica*（L.）Sch.-Bip. 的全草。

▶**形态**　多年生直立草木。根淡黄白色或白色。茎圆柱形，嫩时有短柔毛。单叶互生；叶片倒卵状长圆形或倒披针形，长3～6 cm，宽0.8～2 cm，边缘中部以上有锯齿或有羽状裂片，两面有疏毛或近无毛，上部叶较小，边缘通常全缘。花小，组成头状花序单个生于枝顶或排成伞房状；总苞半球形，直径5～10 mm，总苞片顶端及边缘有毛；边缘为舌状花，舌片浅蓝色或浅紫色；中央为管状花，黄色。瘦果倒卵状长圆形，长1.5～2 mm，扁平，有毛，顶端的冠毛长不到1 mm。花、果期5～10月。

▶**生境分布**　生于路边、田边、沟边、林边、草地湿润处。分布于

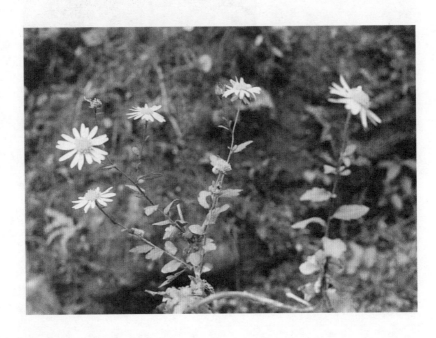

我国辽宁、山东、陕西、河南、江苏、浙江、江西、安徽、福建、台湾、湖北、湖南、广东、广西、海南、贵州、四川、云南等省（区）；中南半岛以及印度、朝鲜、日本等地也有分布。

▶**采收加工** 夏、秋季采收，洗净，晒干。用时洗净，切短段。

▶**性味功效** 苦、微辛，凉。清热利湿，凉血解毒，平肝和胃。

▶**用量** 10～30 g。

▶**验方** 高血压病：①马兰草、钩藤、地桃花（锦葵科）各6 g，墨旱莲、积雪草各10 g。水煎服。②马兰草、荠菜、墨旱莲、救必应（冬青科铁冬青）各15 g，望江南（豆科或云实科）30 g。水煎服。③马兰草、积雪草、墨旱莲、望江南、月季花根、露兜勒根（露兜树科）各30 g。水煎，加糖适量调服。

马 蹄 蕨

▶**来源** 观音座莲科（或莲座蕨科）植物福建莲座蕨 *Angiopteris fokiensis* Hieron. 的根状茎及马蹄形叶柄基部。

▶**形态** 多年生常绿大草本，高1.5～2 m。根状茎粗厚，块状，直立，多丛生呈圆柱状。叶根生，大型二回羽状复叶，羽片5～7对，互生，单数羽状；小羽片平展，披针形，中部小羽片长7～9 cm，宽1～1.7 cm，先端尖，基部圆钝，边缘有浅三角形锯齿；叶柄粗壮，肉质，有瘤状突起，长约50 cm，基部有肉质托叶状附属物如马蹄形，排列似莲瓣。孢子叶与营养叶同型。孢子囊群长圆形，长约1 mm，生于小羽片下面距叶缘0.5～1 mm处，由8～10个孢子囊组成，彼此密接。孢子期7～8月。

▶**生境分布** 生于林下湿润处及溪边。分布于中国福建、浙江、湖北、湖南、广东、广西等省（区）；日本等地也有分布。

▶**采收加工** 全年可采收，除去叶和须根，洗净，鲜用较好，或切片晒干。用时洗净。

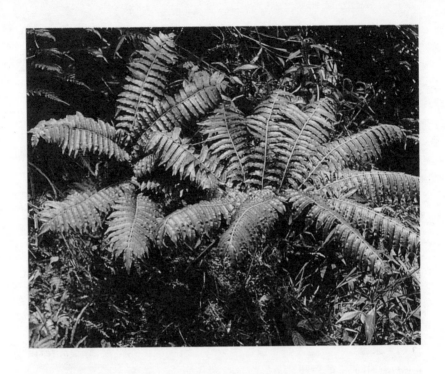

▶**性味功效** 微苦，凉。安神宁心，祛风解毒，凉血，止血。

▶**用量** 6～12 g（单用15～60 g，鲜品30～120 g）。

▶**验方** 冠心病：①鲜马蹄蕨60 g。水煎服。连服10～30日。②马蹄蕨15 g，毛冬青、丹参各20 g。水煎服。③马蹄蕨、银杏叶各15 g，葛根30 g。水煎服。④马蹄蕨30 g。水煎加糖适量调服。

▶**附注** 药理研究证实，马蹄蕨有镇静作用，能增加冠脉流量，增强耐缺氧能力。

天 南 星（南星）

▶**来源** 天南星科植物一把伞南星 *Arisaema erubescens*（Wall.）

Schott 的块茎。

▶**形态**　多年生直立草本，高40～80 cm。块茎扁球形，直径4～6 cm，外皮黄色或黄褐色，有时淡紫色，须根多数。叶1枚，叶柄长40～80 cm；叶片放射状分裂，裂片无定数，多至20片，披针形或长圆形，无柄，长8～24 cm，宽1～3.5 cm，先端长渐尖，通常有线形长尾，边缘全缘。花单性雌雄异株或两性；肉穗花序从叶柄下部抽出；佛焰苞外面绿色或上部带紫色，少有紫色而有白色条纹，里面多有紫斑，顶端细丝状；肉穗花序下部2～3 cm部分有花，附属体紧接有花部分近棍棒状，向两头略狭，长2～4 cm，中部粗2.5～5 mm，下部有中性花；雄花多数；花被缺或呈鳞片状，花药2～5个簇生；雌花密挤；子房1室。果序圆柱形如玉米棒，长5～7 cm，直径3～5 cm，浆果红色。花、果期夏、秋季。

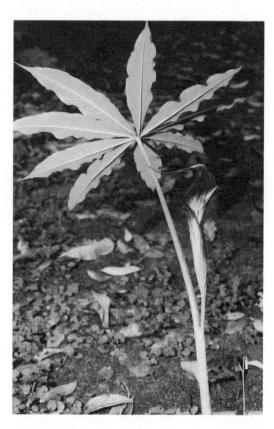

▶**生境分布**　生于阴湿沟边、林下、灌木丛、草坡、荒地。分布我国陕西、甘肃、宁夏、河北、青海、山西、河南、浙江、江西、安徽、湖北、湖南、福建、台湾、广东、广西、海南、贵州、四川、云南、西藏等省（区）；印度、不丹、尼泊尔、缅甸、泰国等地也有分布。

▶**采收加工** 秋、冬季茎叶枯萎时采，除去须根及外皮，晒干。用时洗净，切片或研细粉。

▶**性味功效** 苦、辛，温；有毒。燥湿化痰，散结消肿，祛风止痉。

▶**用量** 3～9 g。

▶**禁忌** 一般炮制后用，未经炮制，不可内服，以免中毒。孕妇忌服。

▶**验方** 1. 高血压病：生天南星、生附子各3 g。研细粉，醋调，敷两脚心涌泉穴。

2. 中风口、眼歪斜：生天南星1只。用醋磨汁外擦，左歪擦右，右歪擦左。

3. 中风痰多者：制天南星、枳实、炙甘草各6 g，制半夏、茯苓各10 g，陈皮5 g。水煎服。

▶**附注** 药理研究证实，天南星有祛痰、镇静、镇痛、镇痉和抑制肿瘤作用。

云南萝芙木（萝芙木）

▶**来源** 夹竹桃科植物云南萝芙木 *Rauvolfia yunnanensis* Tsiang 的根和根茎。

▶**形态** 直立的常绿灌木。新鲜的枝、叶柄折断有白色乳状汁液。根粗壮，表面灰棕色。嫩枝无毛。单叶对生或3叶轮生；叶片椭圆形或椭圆状披针形，长6～20 cm，宽1.5～9 cm，边缘全缘，两面均无毛，上面深绿色，下面淡绿色。花白色；聚伞花序腋生，花稠密多达150朵，总花梗柔弱，无毛；花萼5裂，无毛；花冠高脚碟状，外面无毛，内面有长柔毛；雄蕊5枚，内藏。果实卵形或椭圆形，初为绿色，成熟时为红色，光滑无毛，内有种子1粒。花期3～12月，果期5月至次年春。

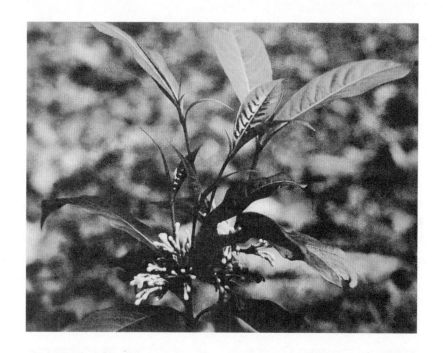

▶**生境分布** 生于山脚、山坡、沟边湿润处。分布于云南、贵州、广西等省（区）。

▶**采收加工** 秋季采收，洗净，趁鲜切片，晒干。用时洗净，切碎。

▶**性味功效** 苦，寒；有小毒。凉血解毒，降血压。

▶**用量** 15～30 cm。

▶**验方** 高血压病：①云南萝芙木20 g。水煎服。②云南萝芙木、芭蕉心各25 g。水煎服。③云南萝芙木、钩藤、夏枯草各15 g。水煎服。④云南萝芙木、玉米须、钩藤各10 g。水煎服。⑤云南萝芙木、积雪草、荠菜、决明子各30 g。水煎服。⑥鲜云南萝芙木60 g，余甘子叶（大戟科）30 g。水煎服。⑦云南萝芙木30 g，猪肉适量。水煲服。⑧云南萝芙木30 g，牛膝15 g，桑寄生12 g。水煎服。⑨云南萝芙木、虎杖根各15 g，淡竹叶30 g。水煎服。

▶**附注** 药理研究证实，云南萝芙木有类似西药利血平的降压作用。

长 春 花

▶**来源** 夹竹桃科植物长春花 *Catharanthus roseus*（L.）G.Don 的全草。

▶**形态** 多年生直立草本，高30~60 cm。新鲜叶柄折断时有水液溢出。嫩枝无毛或有微柔毛。单叶对生；叶片倒卵状长圆形或长圆形，长3~4 cm，宽1.5~2.5 cm，先端钝而有小尖头，基部狭，边缘全缘，两面无毛。花红色；聚伞花序腋生或顶生，有花2~3朵；花萼5深裂，内面无腺体或腺体不明显；花冠高脚碟状，花冠管长约2.6 cm，外面无毛，内面有柔毛，5裂，裂片宽倒卵形，长和宽约1.5 cm；雄蕊5枚，内藏，花药无毛。蓇葖果圆柱形，每2个同生于一果柄上，平行或略叉开，长2~3 cm，直径约3 mm，外面有毛。种子数粒，长圆柱形，两端截形，黑色，有颗粒状小瘤。花、果期几乎全年。

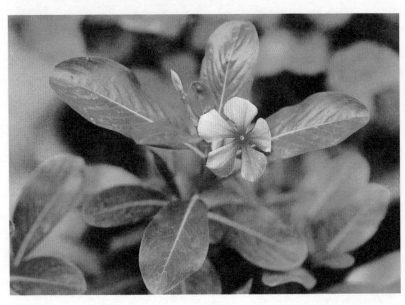

▶**生境分布** 栽培植物。我国江苏、浙江、江西、安徽、福建、台湾、湖北、湖南、广东、广西、海南、四川、贵州、云南等省（区）有栽培。世界热带和亚热带地区也有栽培。

▶**采收加工** 全年可采收，除净杂质，晒干。用时洗净，切短段。

▶**性味功效** 微苦，凉；有毒。清热平肝，凉血降压，抗癌。

▶**用量** 6～10 g。

▶**验方** 高血压：①长春花、夏枯草、沙参各15 g。水煎服。②长春花12 g，豨莶草10 g，菊花、决明子各6 g。水煎服。

▶**附注** 药理研究证实，长春花有降压、镇静和抗癌作用。

车 前 草

▶**来源** 车前草科植物车前 *Plantago asiatica* L. 的全草。

▶**形态** 多年生草本。根状茎粗短。叶生于根状茎上，直立或展开，叶柄长3～9 cm；叶片卵形或宽椭圆形，长4～12 cm，宽2～7 cm，边缘波状或有锯齿，两面均有短柔毛，基出脉5～7条。花小，绿白色，有花梗；花茎数条，高10～20 cm；穗状花序为花茎的1/3～1/2；苞片长卵形；花萼裂片4片；花冠裂片4片；雄蕊4枚，伸出花冠外。蒴果卵状圆锥形，横裂（也称周裂），内有种子4～6粒。种子小，长圆形，长约1.5 mm，宽约1 mm，黑褐色。花、果期夏、秋季。

▶**生境分布** 生于路边、沟边、田埂湿润处、草地、园边、村落附近。分布于我国各省（区）；欧洲和亚洲的温带、热带、亚热带地区也有分布。

▶**采收加工** 夏季采收，洗净，晒干。用时洗净，切短段。

▶**性味功效** 甘，寒。利尿降压，抗菌消炎。

▶**用量** 10～30 g。

▶**禁忌** 孕妇慎用。

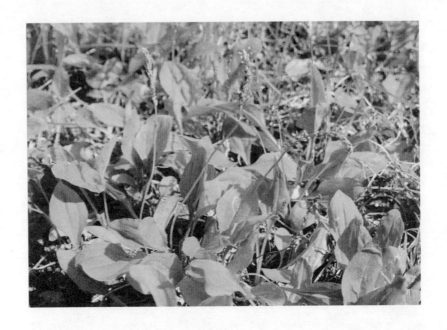

▶**验方**　高血压：①车前草、鱼腥草各30 g。水煎服。②鲜车前草、鲜芹菜（伞形科旱芹）各120 g，红枣10枚。水煎代茶饮。③车前草30 g，桑白皮、柚子皮（芸香科）各15 g。水煎服。连服10～15日为1个疗程。④鲜车前草60 g，水煎服；⑤车前草（或车前子）、杜仲、桑寄生各15 g。水煎服。⑥车前草、玉米须、白茅根各30 g。水煎服。

▶**附注**　药理研究证实，车前草有镇咳、祛痰、缓泻、平喘和抗组胺作用。

毛 冬 青（乌尾丁、六月霜）

▶**来源**　冬青科植物毛冬青 *Ilex pubescens* Hook. et Arn. 的根。

▶**形态**　常绿灌木，高1～3 m。根粗壮，外皮黑褐色或灰褐色，切断面木部黄白色或淡黄白色，皮部薄，干后呈淡灰蓝色。嫩枝有棱，通常紫绿色，密生短柔毛，老枝渐变无毛。单叶互生；叶片卵形、长卵形或椭圆形，长3～4 cm，宽1.5～2 cm，先端渐尖，基部狭，边缘有具短芒的浅齿或近基部全缘而上部有具短芒浅齿，两面叶脉上密生短柔毛，鲜时嚼之

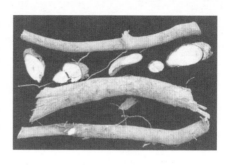

甚黏滑；叶柄长2～5 mm，密生短柔毛。花小，淡紫红色或粉红色，多朵簇生于上年生枝的叶腋，雌雄异株；雄花：花萼4～5裂；花瓣4～5片；雄蕊4～5枚；雌花：花萼6～8裂，较雄花的稍大。果实近球形，成熟时红色，直径约4 mm，内常含6粒分核。花期5～6月，果期10～11月。

▶**生境分布** 生于山坡、山脚、林边及溪谷旁灌木丛中。分布于我国江苏、浙江、江西、安徽、湖南、福建、台湾、广东、广西、海

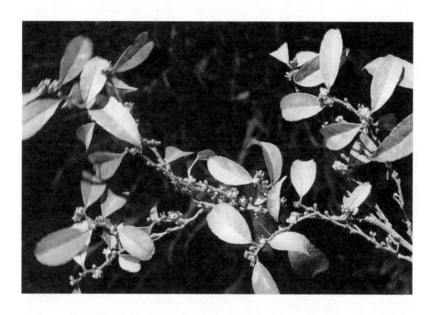

南、贵州、云南等省（区）。

▶**采收加工** 秋、冬季采收，洗净，趁鲜切片，晒干。用时洗净，切碎。

▶**性味功效** 微苦、甘，凉。清热解毒，活血通脉，消肿止痛。

▶**用量** 30～60 g（单用最大量120 g）。

▶**禁忌** 凡出血性疾病、有溃疡病出血史患者、支气管扩张有咯血现象患者、妇女月经期及肝功能异常者，本品应少用、慎用。

▶**验方** 1. 冠心病心绞痛，急性心肌梗死：毛冬青120 g。水煎服。

2. 脑血管痉挛和脑血栓形成：毛冬青100 g。水煎代茶饮。

3. 冠状动脉硬化性心脏病：①毛冬青浸膏糖衣片。每日服3次，每次服6片（每日剂量相当于生药100 g），开水送服。连服3个月为1疗程，可连续用药2～3个疗程。②毛冬青研成细粉。每日服3次，每次服6 g，沸开水冲焗服或水煎代茶饮。连服3个月为1疗程。

4. 高血压病，冠心病：①毛冬青90 g。水煎代茶常饮。②毛冬青、钩藤、葛根各30 g，牛膝20 g。水煎服。连服10日为1疗程。

5. 高血压脑病及脑出血：毛冬青60 g。水煎服。连服60日。

▶**附注** 药理研究证明，毛冬青有扩张冠状动脉、增加冠脉流量和降压作用，还有降低血液黏度、改善微循环和消炎及强心作用。

毛 草 龙（水仙桃）

▶**来源** 柳叶菜科植物毛草龙 *Ludwigia octovalis*（Jacq.）Raven的全草。

▶**形态** 直立草本，高30～100 cm，茎圆柱形，有粗毛。单叶互生，叶片线形或线状披针形，长3～10 cm，宽0.5～2 cm，顶端尖，基部狭，边缘全缘，两面均有毛；叶柄短或无叶柄，有毛。花黄色，单朵生于叶腋，无花梗或近于无花梗；萼管圆柱状，有毛，裂片4片，卵形，长约7 mm，宽约5 mm；花瓣4片，倒卵形，长8～10 mm，顶端微凹；雄蕊8枚。蒴果圆柱形，长2～5 cm，直径约5 mm，外面有粗毛，有8条纵棱，成熟时淡紫色，棱间开裂，萼裂片宿存，长8～10 mm。种子多数，细小，淡黄色。花、果期7～10月。

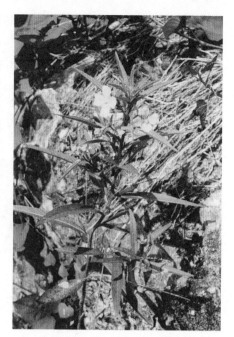

▶**生境分布** 生于空旷湿润地或稻田中。分布于我国广东、广西、海南、湖南、湖北、江西、安徽、福建、台湾、浙江、江苏、四川、贵州、云南等省（区）；世界热带、亚热带地区也有分布。

▶**采收加工** 夏、秋季采收，洗净，晒干。用时洗净，切段。

▶**性味功效** 淡，凉。清热解毒，凉血消肿。

▶**用量** 10～15 g。

▶**验方** 高血压，头晕胀：①毛草龙、菊花、夏枯草各15 g。水煎服。②毛草龙、决明子、野菊花各15 g。水煎服。③毛草龙、萝芙木根各10 g，玉米须30 g。水煎服。

毛 钩 藤 (钩藤)

▶**来源** 茜草科植物毛钩藤 *Uncaria hirsuta* Havil. 的带钩茎枝。

▶**形态** 攀缘状灌木。嫩枝近四方形，有毛，后渐变无毛。茎枝圆柱形或类方形，节上叶腋有对生的两钩（由不发育的总花梗变为钩

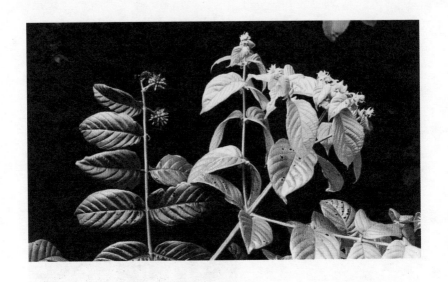

状体），或仅一侧有钩，另一侧为凸起的疤痕，钩的长度约1.5 cm。单叶对生；叶片椭圆形或卵状披针形，长8～12 cm，宽4～7 cm，先端尖，基部圆形或浅心形，上面近无毛或粗糙，下面有疏长粗毛，边缘全缘；叶柄长约5 mm，有毛；托叶2深裂。花小，淡黄色或淡红色，聚合成球形的头状花序，直径4.5～5 cm，单个腋生或顶生；总花梗长3～5 cm，有毛，中部有数枚轮生苞片；花萼管状，长6～8 mm，密生粗毛，5裂；花冠筒状，长约1.5 cm，外面密生粗毛，5裂，裂片密生粗毛；雄蕊5枚。蒴果小，长10～12 mm，直径约5 mm，疏生粗毛，顶端有宿存萼片，聚合成一球状体。种子多数，细小，两端有翅。花、果期夏、秋季。

▶**生境分布** 生于山谷林下、溪边灌木丛中。分布于我国福建、台湾、广东、广西、贵州等省（区）；越南等地也有分布。

▶**采收加工** 秋、冬季采收，去叶，切段，放入开水烫一下，取出，晒干。用时洗净。

▶**性味功效** 叶，凉。清热平肝，息风定惊，降血压。

▶**用量** 3～12 g。用于治疗高血压病，不宜久煎，宜后下。

▶**验方** 1. 高血压，风热头痛，眩晕，心悸：①毛钩藤15 g。水煎代茶饮。②毛钩藤、桑椹各30 g，牡蛎60 g（另包，先煎）。水煎服。③毛钩藤15 g，夏枯草、菊花、桑椹、地骨皮各10 g。水煎服。④毛钩藤12 g，桑叶、菊花、夏枯草各10 g。水煎服。

2. 高血压：①毛钩藤30 g，鲜芹菜250 g（捣汁）。水煎服。②毛钩藤、马兰草、地桃花（锦葵科）各6 g，积雪草、墨旱莲各10 g。水煎服。③毛钩藤、夏枯草、菊花各15 g，贝子（宝贝科动物环纹货贝的贝壳）30 g（捣碎，另包，先煎）。水煎服。

3. 高血压，头晕，头痛，眼花，腿软：毛钩藤12 g，蒺藜15 g，牛膝10 g。水煎服。

4. 中风，口眼㖞斜：毛钩藤15 g，威灵仙、薄荷（后下）各10 g。水煎服或洗患处。

▶**附注** 药理研究证实，毛钩藤有降压作用。

丹 参（紫丹参、赤丹参）

▶**来源** 唇形科植物丹参 *Salvia miltiorrhiza* Bunge 的根。

▶**形态** 多年生直立草本。根圆柱状，肥厚，外面紫红色，断面白色，渐变淡红色。茎四方形，有长柔毛及腺毛。单数羽状复叶对生，侧生小叶1～3对；小叶片卵形或椭圆状卵形，长2～8 cm，宽1～5 cm，边缘有圆齿，两面均有柔毛，下面毛较密。花蓝紫色，长2～2.7 cm；轮伞花序有花6～18朵，呈总状排列，顶生或腋生，密生长柔毛和腺毛；花萼紫色，5裂呈2唇形；花冠2唇形，上唇长达2 cm，花冠筒内有毛环；发育雄蕊2枚。小坚果4枚，椭圆形，黑色。花、果期4～9月。

▶**生境分布** 生于向阳湿润的山坡、沟边、山脚、路边、草丛中。分布于我国陕西、山西、河北、河南、山东、江苏、浙江、江西、安徽、湖南、广西等省（区）；日本等地也有分布。

▶**采收加工** 秋季采收，洗净，晒干。用时洗净，切薄片。

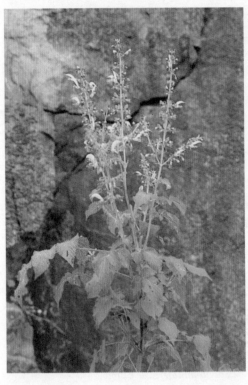

▶**性味功效** 苦，微寒。活血祛瘀，止痛，降血糖。

▶**用量** 10～15 g。

▶**禁忌** 不宜与藜芦同用。

▶**验方** 冠心病心绞痛：①丹参15 g，当归10 g，乳香、没药各6 g。水煎服。重者加蒲黄、五灵脂、郁金、降香各6 g同煎服。②丹参20 g，红花、赤芍、川芎各10 g，降香6 g。水煎服。阴虚阳亢者加玄参15 g，苦丁茶10 g；气血两虚者加党参10 g，玉竹15 g，同煎服。③丹参、降香各等量。共研细粉，每次服6 g，每日服2次，开水送服。④丹参60 g，当归30 g，菖蒲15 g，降香5 g（后下），细辛1 g（后下）。水煎服。

▶**附注** 药理研究证实，丹参有保护心脏功能，有降血糖、降血压、扩张冠状动脉、增加血流量和抗肿瘤的作用。

月季花根

▶**来源** 蔷薇科植物月季花 *Rosa chinensis* Jacq. 的根。

▶**形态** 常绿灌木。茎无毛，有疏生钩刺或有时近无刺；嫩枝近

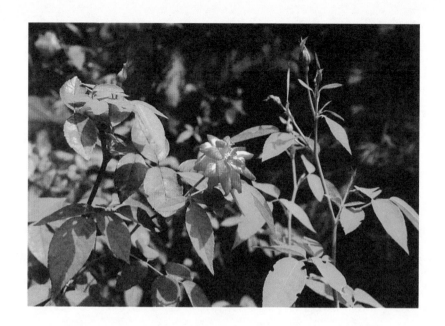

无毛。根粗壮，外皮带淡红色。单数羽状复叶互生，小叶3~5片；小叶片宽卵形或卵状长圆形，长2.5~6 cm，宽1~3 cm，边缘有锯齿，两面近无毛；叶轴有钩刺和腺毛；托叶大部贴生于叶柄，仅顶端分离部分成耳状，边缘常有腺毛。花红色、粉红色，少数白色，直径4~5 cm，单朵或数朵生于枝顶；萼片5片，边缘羽状分裂，外面无毛，内面有柔毛；花瓣5片或重瓣；雄蕊和雌蕊均多数。果卵球形，长1~2 cm，外面光滑无毛，成熟时红色，内有多数具长毛瘦果。花、果期4~11月。

▶**生境分布**　生于村边、路边或栽培。我国各地均有栽培。

▶**采收加工**　秋季采收，洗净，趁鲜切片，晒干。用时洗净，切碎。

▶**性味功效**　苦、涩，平。活血，散瘀，止痛。

▶**用量**　15~30 g。

▶**禁忌**　孕妇忌服。

▶验方　高血压病：①月季花根、荠菜、芹菜、决明子各30 g，萝芙木根15 g。水煎服。②月季花根、望江南嫩枝叶（豆科或云实科）、马兰草、积雪草、墨旱莲各30 g。水煎调糖服。

水 银 花（金银花、毛柱忍冬）

▶来源　忍冬科植物水忍冬 *Lonicera dasystyla* Rehd. 的花蕾或带初开的花。

▶形态　多年生常绿藤本。茎圆柱形，通常紫绿色；嫩枝、叶柄和总花梗均密生微柔毛；嫩枝紫红色。单叶对生；叶片卵形或卵状长圆形，长2~6 cm，宽1.5~3 cm，茎下部的叶有时为不规则的羽状3~5中裂，两面无毛或疏生短柔毛和微柔毛，上面有时有紫晕，下面有时稍带粉红色，粗壮枝的叶下面有灰白色毡毛。花初开时白色，近基部

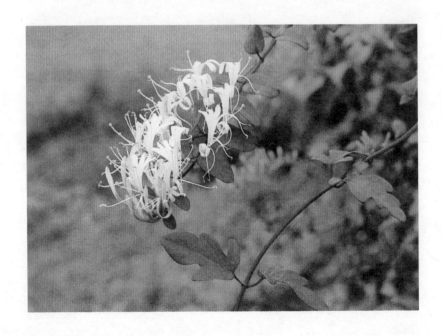

带紫红色，后变淡黄色，2朵生于叶腋或集合成总状花序；苞片极小，三角形，长1～2 mm，远比萼筒短；小苞片极小，圆卵形，疏生微毛；萼筒无毛，5齿裂；花冠5裂或2唇形，长2～3.5 cm，外面有微柔毛或近无毛；雄蕊5枚，花丝基部有疏毛；花柱伸出，下方1/3有柔毛或近无毛。果实卵球形，成熟时黑色。花期3～4月，果期6～10月。

▶**生境分布**　生于水边、旱涝地或沟边灌木丛中。分布于中国广东、广西。越南等地也有分布。

▶**采收加工**　同大金银花。

▶**性味功效**　同大金银花。

▶**用量**　同大金银花。

▶**验方**　同大金银花。

▶**附注**　同大金银花。

功 劳 木（土黄连、木黄连）

▶**来源**　小檗科植物阔叶十大功劳 *Mahonia bealei* (Fort.) Carr. 的茎、根。

▶**形态**　常绿灌木，高1～2 m。根和茎的横切面黄色。茎无刺，表面灰黄色，粗糙。单数羽状复叶互生，长15～40 cm，有小叶4～7对，无柄；小叶片卵形或长圆形，长3.5～11 cm，宽2.5～6 cm，基部近圆形或略呈心形，两侧不对称，边缘有2～6个缺刻状粗齿，两面均无毛。花黄色，直径约5 mm；总状花序直立，由近顶端的芽鳞腋内抽出，通常数枚至数十枚呈簇生状；萼片6片；花瓣6片，倒卵形；雄蕊6枚，花药瓣裂。浆果长8～10 mm，卵圆形，成熟时蓝黑色，有白粉，内含种子3～4粒。花期8～10月，果期3～4月。

▶**生境分布**　生于山坡灌木丛、山谷林下、林边、溪边。分布于陕西、河南、甘肃、浙江、江西、安徽、福建、湖北、湖南、广东、广西、海南、四川、云南、贵州等省（区）。

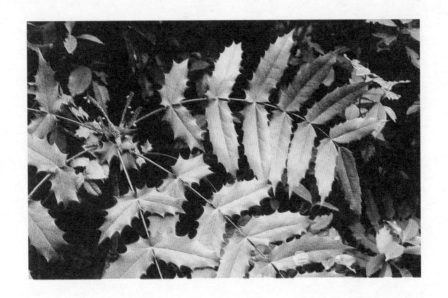

▶**采收加工**　全年可采收，晒干，或趁鲜切片晒干。用时洗净，切碎。

▶**性味功效**　苦，寒。清热燥湿，泻火解毒。

▶**用量**　10～15 g。

▶**验方**　高血压病：①功劳木15 g，豨莶草60 g，墨旱莲30 g。水煎服。②功劳木、萝芙木根各15 g，淡竹叶30 g。水煎服。

▶**附注**　药理研究证实，功劳木有解热和利胆作用。

石仙桃

▶**来源**　兰科植物石仙桃 *Pholidota chinensis* Lindl. 的全草。

▶**形态**　多年生附生草本。根茎厚而短。根茎上有长圆形或卵状长圆形的肉质假鳞茎，长2～4 cm。叶2片生于假鳞茎顶端；叶片椭圆状披针形或倒披针形，长10～18 cm，宽3～6 cm，先端尖，基部渐狭

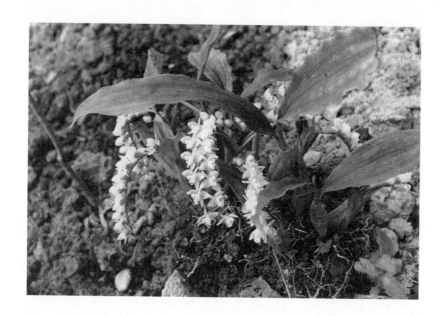

成短柄，有多条纵向叶脉，边缘全缘，两面均无毛。花绿白色或带黄色；总状花序通常下垂，生于幼小假鳞茎顶端；苞片狭卵形；萼片卵形，长约1 cm；花瓣条形，和萼片等长，宽约1.5 mm；唇瓣阔卵形，3裂；合蕊柱极短，顶端翅状。果实倒卵形，有6条纵棱，成熟时浅黄色。种子粉末状。花期4～5月，果期6～8月。

▶**生境分布** 附生于林下沟边石壁上或树干上。分布于福建、台湾、广东、广西、海南、贵州、云南、湖南等省（区）。

▶**采收加工** 秋季采收，洗净，除去杂质，将假鳞茎放入开水烫过后晒干。用时洗净，切碎。

▶**性味功效** 甘、淡、凉。养阴清热，润肺止咳，平肝降火。

▶**用量** 10～15 g（鲜品30～60 g）。

▶**验方** 脑震荡后遗症，头晕，头痛：①石仙桃15 g，白芷10 g，鸡蛋1只（用针刺10余孔）。水煎，喝汤吃蛋。②石仙桃60 g，鸡蛋1只（用针刺10余孔）。水炖，饭后约1小时后喝汤吃蛋。

石　决　明

▶**来源**　鲍科动物多变鲍 *Haliotis varia* Linnaeus 的贝壳。

▶**形态**　贝壳椭圆形，质坚厚，内面观呈耳状较厚，长6～9 cm，宽4～6 cm。螺旋部隆起，螺层约3层，壳顶位于壳后端偏右，稍高于壳面。壳面凸，从第2螺层至体螺层边缘有1列整齐呈管状的小吸水孔，开孔4～6个。壳表面暗绿色杂有红褐色，通常有白色和黑色斑带，有宽粗的螺肋与生长线交叉而形成的结节，使壳表面粗糙。壳内面为银白色的珍珠光泽。壳口广，内唇有较发达的片状遮缘。

▶**生境分布**　生活在海中海藻丛生的岩礁处和潮间带。分布于我国台湾、海南、广东、广西等省（区）；越南、菲律宾等地也有分布。

▶**采收加工**　夏、秋季采收，去肉作副食，洗净贝壳，除去壳外

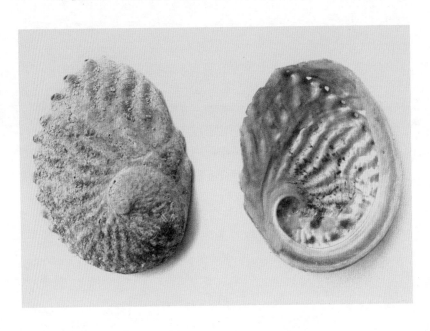

附着的杂质，晒干。用时洗净，晒干，碾碎。

　▶**性味功效**　咸，微寒。平肝潜阳，清肝明目。

　▶**用量**　3～15 g。入药宜先煎。

　▶**禁忌**　不宜与旋覆花同煎。

　▶**验方**　1. 高血压病，肝阳上升，头目眩晕：①石决明（捣碎，另包，先煎）、生地黄各15 g，女贞子10 g，菊花6 g。水煎服。②石决明（捣碎，另包，先煎）、野菊花、桑寄生、决明子各30 g。水煎服。③石决明45 g（捣碎，另包，先煎），钩藤15 g，菊花、茯苓、蒺藜各10 g，牛膝、白芍各12 g。水煎服。

　2. 高血压病：①石决明12 g（捣碎，另包，先煎），黄柏15 g，龙胆草10 g。水煎服。②石决明（捣碎，另包，先煎）、桑叶、玉竹各15 g，紫贝（宝贝科动物虎斑贝的贝壳）50 g（捣碎，另包，先煎）。水煎服。

　3. 高血压病头痛头晕：①石决明30 g（捣碎，另包，先煎），黄芩15 g。水煎服。②石决明25 g（捣碎，另包，先煎），枸杞子、菊花各15 g，桑叶10 g。水煎服。

白 花 菜（古钮菜、龙葵）

　▶**来源**　茄科植物少花龙葵 *Solanum photeinocarpum* Nakamura et Odashima的全草。

　▶**形态**　直立草本，高约1 m。茎绿色，多分枝，嫩枝稍有棱。单叶互生；叶片卵形或卵状长圆形，长4～8 cm，宽2～4 cm，边缘近全缘或波状或有不规则粗齿，两面有疏毛或下面近无毛；叶柄长1～2 cm，有疏毛。花白色；花序近伞状，腋外生，有微柔毛，通常生1～6朵花；花萼5裂达中部；花冠5裂，裂片卵状披针形；雄蕊5枚，花药黄色，顶孔开裂。浆果球形，直径约5 mm，无毛，成熟后黑色。种子多数，近卵形，直径约1.5 mm，两侧压扁。花、果期几乎全年。

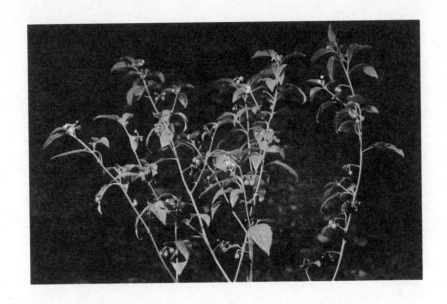

▶**生境分布**　生于村边、路边、园边、林边湿润荒地上。分布于中国江西、湖南、台湾、广东、广西、海南、云南等省（区）；马来群岛等地也有分布。

▶**采收加工**　夏、秋季采收，除净杂质，晒干。用时洗净，切短段。

▶**性味功效**　甘、苦，微寒；有小毒。凉血解毒，清热利尿，降血压。

▶**用量**　6～20 g。

▶**禁忌**　高血压病人如大便经常拉稀（便溏），不宜服用。

▶**验方**　1. 高血压病：①鲜白花菜100 g。水煎服。②白花菜30 g，萝芙木根15 g。水煎服。

2. 高血压病头晕目眩：白花菜、枸杞子、菊花各30 g。水煎，饭后温服。

地 龙（广地龙、蚯蚓）

▶**来源** 钜蚓科动物参环毛蚓 *Pheretima aspergillum*（E.Perrier）的干燥体。

▶**形态** 全体圆筒形，全身分泌黏液，体长11～38 cm，宽5～12 mm，由100多个环状体节组成。自第2节起，每节有刚毛，成环状排列。头部退化。口在体前端。雌雄同体。雌性生殖孔1个在第14节腹面正中；雄性生殖孔1对，在第18节腹面两侧。体背灰紫色，腹部淡黄棕色。

▶**生境分布** 多生活在潮湿疏松、肥沃的土壤中，行动迟缓，怕光，白天潜伏在穴中，夜间外出活动。分布于我国福建、台湾、广东、广西、海南等省（区）；越南等地也有分布。

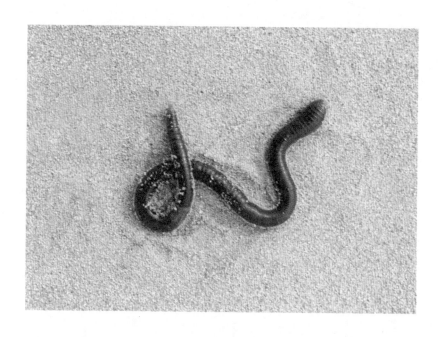

▶**采收加工**　春、夏、秋季捕捉，用温水泡洗黏液，拌草木灰呛死，剖开腹部，洗去内脏及泥土，晒干或低温烘干。用时洗净，切短段。

▶**性味功效**　咸，寒。活血化瘀，清热利尿，降压。

▶**用量**　5～10 g。

▶**验方**　1. 高血压病：①地龙10 g。水煎服。②地龙60 g，晚蚕砂（2～3眠桑蚕排出的粪便）120 g。共研细粉，每次吞服3 g，每日服3次。③活蚯蚓3～5条（放水盆内排出污泥后洗净切碎），鸡蛋2～3个，共炒熟吃，每隔1日吃1次，至血压降至正常为止。④活蚯蚓10～20条，用竹签由蚯蚓一端插入将其翻过来，洗净后放入白糖内，约半日后化成水，去掉外壳及渣，开水冲服，每日1剂分1～2次服。

2. 高血压病伴有半身不遂，口眼㖞斜，口角流涎，大便干燥：地龙10 g，黄芪30 g，当归、赤芍各12 g，川芎、桃仁各5 g，红花3 g。水煎服。

3. 高血压危象：活蚯蚓60 g，鲜连钱草（唇形科）叶100 g。将连钱草捣烂取汁，药渣与蚯蚓再捣烂，加水500 ml煎取300 ml，两液混合，加白糖适量调匀分2次服。

4. 中风半身不遂：地龙、红花各10 g，赤芍、牛膝各12 g，全蝎6 g。水煎服。

▶**附注**　药理研究证实，地龙有溶栓、解热、镇静、改善血循环、活血化瘀、降血压、抗肿瘤和防止动脉硬化等作用。

地 胆 草（草鞋根）

▶**来源**　菊科植物地胆草 *Elephantopus scabe* L. 的全草。

▶**形态**　多年生草本。主根粗短，侧根多数。茎直立，二歧分枝，有贴生粗毛。叶多根生而贴地；叶片匙形或倒披针状匙形，长5～15 cm，宽2～4.5 cm，边缘稍有钝锯齿，两面均有贴生粗毛，下面有腺点；茎生叶互生，少数，叶片小。花淡紫红色或淡红色；头状花序

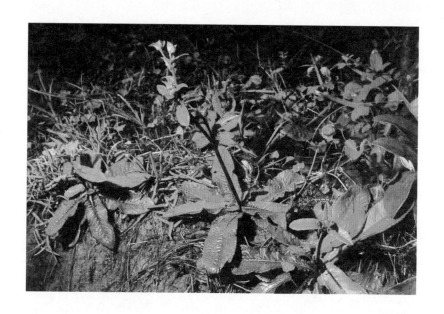

盘状生于枝顶或排成伞房状；总苞片2层，长圆状披针形，有短糙毛和
腺点；全部为管状花，花冠管状，5裂；雄蕊5枚，花药合生。瘦果长
圆形，有细棱，有短柔毛，顶端有污白色冠毛和5～6根硬刚毛，刚毛
长约5 mm。花期7～11月，果期11～12月。

▶**生境分布**　生于空旷的山坡、草地、荒地、路边、耕地、山谷、
沟边、林边。分布于我国浙江、江西、湖南、福建、台湾、广东、广
西、海南、贵州、云南等省（区）；亚洲、美洲及非洲热带地区也有
分布。

▶**采收加工**　夏、秋季花开前采，除净杂质，晒干。用时洗净，切
短段。

▶**性味功效**　苦，寒。清热泻火，凉血，解毒，利尿消肿。

▶**用量**　15～30 g。

▶**禁忌**　孕妇及脾胃虚寒者慎服。

▶**验方**　高血压病，头晕、头痛：①地胆草、决明子各15 g，野

菊花10 g，仙茅6 g。水煎服。②地胆草、萝芙木根各15 g，石决明30 g（捣碎，另包，先煎）。水煎服。

当 归

▶**来源** 伞形科植物当归 *Angelica sinensis*（Oliv.）Diels 的根。

▶**形态** 多年生直立草本。根肥大肉质，圆柱状，有3～5条分枝或更多，棕色或黄棕色，有香气。茎无毛，带紫色，有纵深沟纹。叶互生，二至三回羽状复叶，末回裂片卵形或卵状披针形，边缘有缺刻状锯齿或2～3浅裂，上面和边缘有细毛；叶柄基部膨大呈鞘状，抱茎。花白色；复伞形花序顶生；总苞片2片或无总苞片；小总苞片2～4片，线形；萼齿5片；花瓣5片；雄蕊5枚。果实椭圆形，果棱线形，侧棱成薄翅。花、果期6～9月。

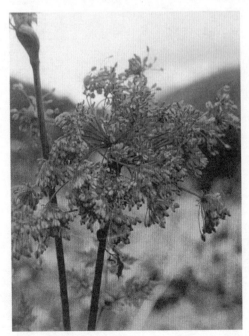

▶**生境分布** 栽培植物。甘肃、云南、四川、贵州、湖北、陕西等省为主要栽培地，一些省（区）也有引种栽培。

▶**采收加工** 秋末采收，除净泥土及杂质，置通风处晾干几天后，捆成小把，上棚，用烟火慢慢熏干。用时洗净，切薄片。

▶**性味功效** 甘、辛，温。补血，活血，祛瘀止痛。

▶**用量** 5～10 g。

▶**验方** 高血压病：①当归、侧柏叶各10 g，夏枯草15 g。水煎服。②当归、决明子各10 g，桑寄生、夏枯草各15 g。水煎服。③当归10 g，野菊花30 g。水煎服。

▶**附注** 药理研究证实，当归有降低血压和血管阻力作用，对肺动脉压有明显的降低作用，对造血细胞的损伤和心肌缺血有保护作用。

决 明 子（草决明、假绿豆）

▶**来源** 豆科（或云实科）植物决明 *Cassia obtusifolia* L.的成熟种子。

▶**形态** 一年生直立草本。嫩时似花生苗，有短柔毛。双数羽状复叶互生，小叶3对，叶轴上每对小叶间有棒状腺体1枚；小叶片倒卵形或倒卵状长圆形，长1.5～6.5 cm，宽1～3 cm，顶端钝圆而有小尖头，基部偏斜，边缘全缘，两面均有柔毛；叶柄上无腺体；托叶早落。花黄色，通常2朵聚生于叶腋；花萼5片；花瓣5片，下面2片较长；雄蕊10枚，其中只有7枚能育而有花药，花丝分离。荚果近四棱柱形，长达15 cm，宽约4 mm，内有种子多数。种子外形似绿豆，略呈菱方形或短圆柱形，长3～7 mm，宽2～4 mm，表面绿色或暗棕色，光滑。花、果期8～11月。

▶**生境分布** 生于旷野山坡、荒地、河滩沙地、路边、村边。分布于我国江苏、浙江、江西、安徽、福建、台湾、湖北、湖南、广东、广西、海南、四川、贵州、云南等省（区）；世界热带和亚热带地区也有分布。

▶**采收加工** 秋季采成熟荚果，晒干，打下种子，除净杂质。用时洗净，捣碎。

▶**性味功效** 甘、苦、咸，微寒。清热明目，润肠通便，降血压，降血脂。

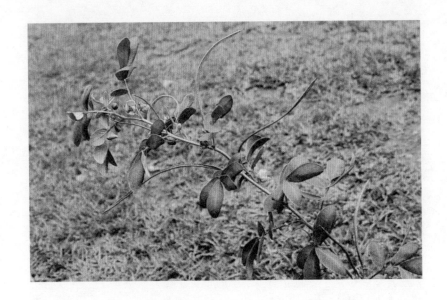

▶**用量**　10～15 g。

▶**验方**　1. 高血压病：①决明子15 g。炒黄，水煎代茶常饮。饮半年以上。②决明子炒黄，研成粗粉，加糖适量泡开水服，每次3 g，每日服3次。③决明子30 g，海带25 g。水煎服。④决明子、桑叶各15 g，钩藤、菊花、石斛各30 g。水煎服。⑤决明子、夏枯草各15 g。水煎服。连服30日。⑥决明子15 g，盐炒黄柏、龙胆草各6 g。水煎服。⑦决明子15 g，地肤子（藜科）12 g。水煎服。

2. 高脂血症：决明子30 g。水煎服。或加入山楂10 g，同煎服。长期服，服半年以上。

3. 高血压，脑震荡后遗症，眩晕：决明子、罗布麻（夹竹桃科）各10 g。开水浸泡（不可煎煮）后，随时当茶常饮。

4. 高血压，气虚：决明子、女贞子、黄芪各15 g。水煎服。

5. 高血压，肝火上升，头晕，头痛：①决明子、钩藤、夏枯草各10 g，珍珠母30 g（捣碎，另包，先煎），龙胆草3 g。水煎服。②决明子、地胆草（菊科）各12 g，野菊花10 g，仙茅6 g。水煎服。

▶**附注** 药理研究证实，决明子有降血压、降血脂、降低血清胆固醇、保肝、通便和抑制动脉粥样硬化斑块形成的作用。

红 花

▶**来源** 菊科植物红花 *Carthamus tinctorius* L. 的花。

▶**形态** 一年生直立草本。茎枝光滑无毛，白色或淡白色。单叶互生，无柄；叶片卵形、披针形或椭圆形，长7～15 cm，宽2.5～6 cm，边缘有不整齐的浅裂片或有大锯齿，裂片先端或齿顶有小尖刺，两面无毛、无腺点。头状花序直径3～4 mm，生于枝顶，有多数叶状总苞片，边缘有小尖刺；小花全部为管状花，初开放时黄色，后逐渐变红色或橘红色；花冠长约2.8 cm，花冠管长约2 cm；雄蕊5枚，花药聚生成管状，花丝分离。瘦果倒卵形，乳白色，有4棱，无冠毛。花、果期5～8月。

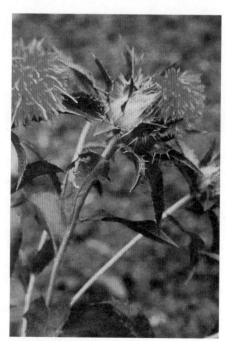

▶**生境分布** 栽培或逸为野生，耐寒，耐旱，耐盐碱。中国各地有栽培；俄罗斯、朝鲜、日本等地也有栽培。

▶**采收加工** 夏季采收，阴干或晒干。用时洗净。

▶**性味功效** 辛，温。活血通经，祛瘀止痛。

▶**用量** 3～10 g。

▶**禁忌** 孕妇慎用。

▶**验方** 冠心病心绞痛：
①红花、赤芍、川芎、降

香各15 g，丹参30 g。制成浸膏或研成细粉，为1日量，分3次冲开水服。连服15～30日。②红花20 g，五灵脂、生蒲黄各50 g，降香30 g。共研细粉，每次服5 g，每日服2次，开水冲服。

▶**附注** 药理研究证实，红花有降低血压和兴奋子宫作用，还有对抗强的松龙的免疫抑制作用。

红 杜 仲（藤杜仲、土杜仲）

▶**来源** 夹竹桃科植物毛杜仲藤 *Parabarium huaitingii* Chun et Tsiang 的根皮或根。

▶**形态** 粗壮木质藤木，长10 m。新鲜的茎皮、根皮、叶柄、叶片折断有白色乳状汁液和白色胶丝；干后根皮和老茎皮扯断时只有白色弹性胶丝。嫩枝密生锈色柔毛，老藤茎无毛。单叶对生；叶片卵状椭圆形，长5～12 cm，宽2.5～5 cm，先端尖，基部近圆形，边缘全缘，两面均有锈色柔毛。花小，黄色或黄绿色；聚伞花序生于叶腋或近顶生；花萼5深裂；花冠5裂；雄蕊5枚。蓇葖果通常每2个同生于一果柄上，基部膨大，顶端渐尖，长6～7 cm，基部膨大处直径约2 cm，内含多数种子。种子略扁，褐色，顶端有白色种毛。花期3～5月，果期6～11月。

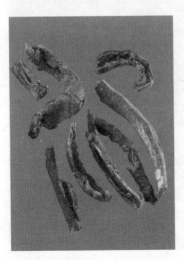

▶**生境分布** 生于山坡、山谷疏林下或灌木丛中，常缠绕于树上。分布于湖南、广东、广西、海南、贵州等省（区）。

▶**采收加工** 秋、冬季采收，除净泥土杂质，趁鲜剥皮，直径小的根带木质部入药，晒干。用时洗净，切碎或切薄片。

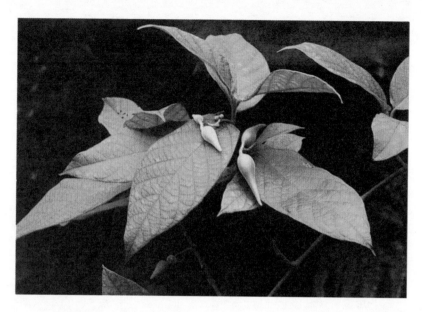

▶**性味功效**　苦、涩、微辛，平；有小毒。祛风通络，壮腰膝，强筋骨，消肿。

▶**用量**　10～30 g。

▶**禁忌**　服过量有呕吐、头晕等症状。

▶**验方**　高血压病：①红杜仲30 g。水煎服。②红杜仲30 g，倒扣草（苋科土牛膝）50 g，制何首乌15 g（或何首乌藤15 g，中药名夜交藤）。水煎服。③红杜仲30 g，千斤拔60 g，萝芙木根15 g，瘦猪肉适量。水煲，喝汤食肉。

▶**附注**　药理研究证实，红杜仲有降低血压作用。

红花寄生（桑寄生、寄生）

▶**来源**　桑寄生科植物红花寄生 *Scurrula parasitica* L. 的带叶茎枝。

▶**形态**　常绿半寄生小灌木。嫩枝密生锈色星状毛，老枝无毛。

单叶互生或近对生；叶片黄绿色，长圆形或长卵形，长5～6 cm，宽2～3 cm，嫩时密生锈色星状毛，老时无毛，边缘全缘或波状，侧脉羽状；叶柄密生锈色星状毛，老时近无毛。花红色；总状花序1～3个腋生，密生星状毛；总花梗长约2 mm；花梗长约3 mm，均密生星状毛；花萼杯状，其下有苞片1枚，均有星状毛；花冠管状，长1.2～2.2 cm，顶部4裂，裂片外折；雄蕊4枚。果实梨形或陀螺状，基部渐狭成柄，表面平滑，成熟时红黄色。花、果期9～11月。

▶**生境分布** 半寄生植物，通常寄生在柚子树、黄皮果树、油茶树或其他树枝上。分布于我国江西、福建、台湾、湖南、广东、广西、海南、四川、贵州、云南等省（区）；越南、缅甸等地也有分布。

▶**采收加工** 冬、春季采收，除去粗茎，趁鲜切片，晒干。用时洗净，切碎。

▶**性味功效** 苦、甘，平。祛风湿，降脂，降血压。

▶**用量** 10～15 g。

▶**验方** 1. 高血压病：①桑寄生30～60 g。15 g，钩藤、臭梧桐叶

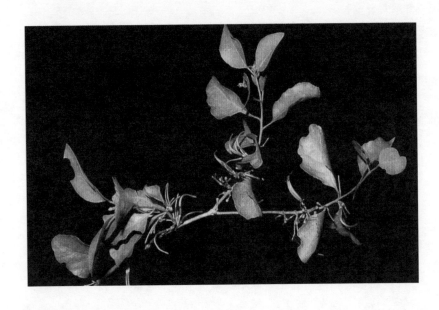

（马鞭草科海州常山）各10 g。水煎服。③桑寄生、豨莶草各15 g，夏枯草30 g，牛膝12 g。水煎服。④桑寄生、杜仲、豨莶草各15 g，夏枯草30 g，牛膝12 g。水煎服。

2. 高血压，头晕眼花，老年血管硬化：桑寄生30 g，女贞子、青葙子、制何首乌各15 g。水煎服。

▶**附注** 药理研究证实，桑寄生有降脂和清除超氧化物自由基的作用，使过氧化物脂质含量降低，保护生物膜，对动脉粥样硬化起到预防和治疗作用。

花 生 壳

▶**来源** 豆科（或蝶形花科）植物落花生 *Arachis hypogaea* L. 的果壳。此外，种子（花生米、花生）和枝叶（花生叶）也入药。

▶**形态** 一年生直立草本，高30～50 cm。根部多有根瘤。茎有棱和棕色长毛。羽状复叶互生，小叶4片；小叶片倒卵形，长2.5～5 cm，宽1.5～2 cm，先端钝圆，基部狭，边缘全缘，两面均无毛；托叶披针形，长1.5～3 cm。花黄色，单朵或数朵簇生于叶腋；萼管细长；花冠蝶形；发育雄蕊9枚，花丝合生，退化雄蕊1枚；子房藏于萼管中，子房柄伸长至地下，发育为荚果，成熟于土中，膨胀，长椭圆形，表面有突起的网纹，种子间缢缩，内含种子1～4粒。

▶**生境分布** 栽培植物。我国各省（区）均有栽培；原产巴西，世界热带、亚热带、温带等地也有栽培。

▶**采收加工** 秋末采挖果实，洗净，晒干，剥取果壳和种子，除净杂质，分别再晒干。枝叶于挖取果实时采收，除净杂质，趁鲜切段，晒干。用时分别洗净。

▶**性味功效** 花生壳：甘、淡，平。敛肺止咳。花生：甘，平。润肺和胃。花生叶：甘，平。安神，止汗。

▶**用量** 果壳：15～30 g，种子及叶：10～15 g。

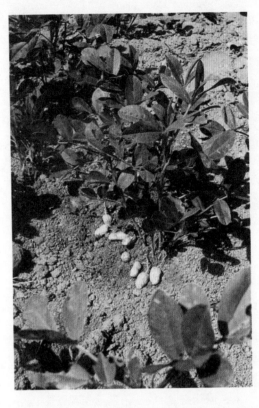

▶**验方** 1. 高脂血症，动脉硬化：①花生壳100 g，黄精、制何首乌各15 g，红枣5枚。水煎服。②花生壳100 g。水煎代茶常饮。

2. 高血压，头痛，心悸，失眠：花生壳（或花生枝叶）100 g。水煎服。或花生壳研粉，每次服20 g，每日服3次，开水送服，20日为1疗程。

3. 高血压病：花生（带红色种皮）浸于米醋中10日以上。每晚睡前嚼食2～4粒。连服10日为1疗程。如血压降至正常，自觉症状已消失者，可改为每周服1次。

▶**附注** 药理研究证实，花生（带红色种皮）对A型、B型血友病均有止血作用。但霉坏花生中易产生黄曲菌（Aspergillusflavus），其毒素易致肝癌。花生壳有降低胆固醇作用。花生叶有镇静作用。

苍 耳 草

▶**来源** 菊科植物苍耳 *Xanthium sibiricum* Patrin. ex Widder. 的地上部分。此外，根（苍耳根）也入药。

▶**形态** 一年生直立草本，高30～80 cm。根粗壮。茎有淡紫色条状斑点和糙伏毛。单叶互生；叶片卵状三角形或宽卵形，长4～9 cm，宽5～10 cm。顶端尖，基部截形或心形，边缘有不明显的3～5浅裂或有不规则的锯齿，两面均有糙伏毛。花小，淡黄色；头状花序近球形或椭圆形，无总梗，单个或数个聚生于枝顶或叶腋；总苞片短小；全为管状花；花冠管状，5齿裂；雄蕊5枚，花药合生。瘦果倒卵形，无冠毛，包于总苞内，成熟时总苞卵形或椭圆形，坚硬，长12～15 mm，宽4～7 mm，

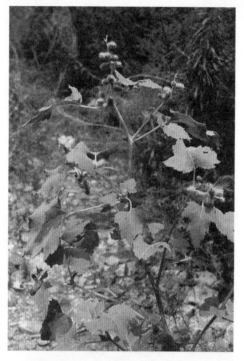

外面有钩状细刺，刺长1～1.5 mm，基部不增粗。花、果期7～10月。

▶**生境分布** 生于荒野山坡、路边、田边、空旷草地、村旁。分布于我国各省（区）；越南、老挝、印度、伊朗、朝鲜、日本、俄罗斯等地也有。

▶**采收加工** 地上部分于夏、秋季采收，除净杂质，晒干。根于秋季采收，洗净，晒干。用时洗净，分别切碎。

▶**性味功效** 地上部分：辛、苦，寒；有毒。祛风散热，杀虫。根：微苦，平；有毒。祛风消肿，降压。

▶**用量** 6～12 g。

▶**禁忌** 血虚痹痛，阴虚头痛忌服。在服本品期间忌食猪肉。

▶**验方** 高血压病：①苍耳草15 g，大枣10枚。水煎服。②苍耳根、玉米须各15 g，萝芙木根30 g。水煎服。

▶**附注**　药理研究证实，苍耳草有扩张血管和降血压作用。苍耳根有抗癌和降血压作用。

芦 竹 根（芦笛竹根、芦荻头）

▶**来源**　禾本科植物芦竹 *Arundo donax* L. 的根状茎。

▶**形态**　多年生直立大草本，高达2 m以上，根状茎粗壮横走，节上生须根。秆圆柱形，直径1～1.5 cm，中空，节环状，节间明显。单叶互生；叶片扁平，散生于秆上，无柄，长披针形，长30～60 cm，宽2～5 cm，边缘微粗糙，两面无毛，嫩时表面微粗糙；叶鞘较节间长，无毛或其颈部有长柔毛；叶舌长约1.5 mm，膜质，截平，先端有短柔毛。花淡紫色，后变紫白色；圆锥花序较紧密，生于秆顶，长达60 cm，有多数细长斜向上升的分枝；小穗含2～4朵小花；雄蕊3枚；子房的柱头羽毛状。果实为颖果。花、果期9～12月。

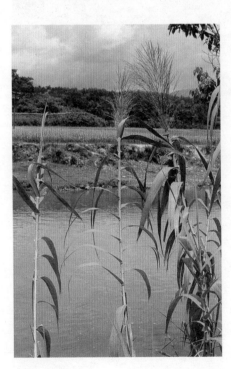

▶**生境分布**　生于河岸、溪边、池塘边及屋边潮湿肥沃土壤上。分布于我国江苏、浙江、湖南、广东、广西、海南、四川、贵州、云南等省（区）；热带地区也有分布。

▶**采收加工**　秋、冬季采收，洗净，除去须根，晒干。用时洗净，切薄片。

▶**性味功效**　甘、微苦，

寒。清热利水，养阴止渴，降血压。

▶**用量** 15～30 g。

▶**禁忌** 体虚无热者慎用。

▶**验方** 高血压，头晕眼花：①芦竹根、菊花各30 g。水煎服。②芦竹根、野菊花、决明子各30 g。水煎服。③芦竹根、夏枯草、野菊花各30 g。水煎服。

▶**附注** 药理研究证实，芦竹根有降血压及解痉作用。

杉 木 皮（杉皮）

▶**来源** 杉科植物杉木 *Cunninghamia lanceolata* （Lamb.）Hook. 的树皮。

▶**形态** 常绿乔木，高达30 m。树皮外面淡褐色或暗褐色，纵裂，内皮层淡红色。枝条轮生，广展。单叶螺旋状排列，侧枝之叶片基部扭转成2列；叶片坚挺，线状披针形，扁平，长2～6 cm，宽3～5 mm，先端锐尖，基部下延而扭转，边缘有细齿，上面绿色，下面有2条白粉状气孔带，两面均无毛。花单性，雌雄同株；雄花序圆柱状，基部有鳞片数片，每朵花由多数雄蕊组成；雌花单生或3～4朵簇生于枝梢，球状，每片鳞片有

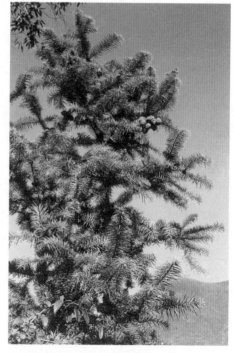

胚珠3粒。球果广卵形，长2.5～5 cm，鳞片淡褐色，坚硬，顶端尖，边缘有不整齐锯齿。种子扁平，两侧有狭翅，褐色，长6～8 mm。花期4月，球果10月成熟。

▶生境分布　栽培植物。我国陕西、甘肃、河南、江苏、浙江、江西、安徽、福建、湖南、湖北、广东、广西、四川、贵州、云南等省（区）有栽培；越南等地也有栽培。

▶采收加工　全年可采，选择粗大树干，按60 cm长用刀环切剥取，刮去粗皮，多鲜用或压平晒干。用时洗净，切碎。

▶性味功效　苦、涩，平。清凉退热，解毒，止痛。

▶用量　15～30 g（鲜品30～60 g）。

▶验方　高血压病：①鲜杉木皮60 g。水煎代茶饮。②鲜杉木皮、决明子、玉米须各30 g。水煎服。③鲜杉木皮30 g，萝芙木根15 g。水煎服。

吴 茱 萸（茶辣、吴芋、左力）

▶来源　芸香科植物吴茱萸 *Evodia rutaecarpa*（Juss.）Benth.将近成熟的果实。

▶形态　落叶灌木或小乔木，通常高3～5 m。嫩芽、嫩枝、叶轴和花序轴均密生锈色柔毛，新鲜嫩枝叶搓烂有特异香气。单数羽状复叶对生，有小叶5～9片；小叶片卵形或椭圆形，长6～15 cm，宽3～7 cm，边缘全缘或有不明显波状钝齿，两面均有短柔毛，对光可见许多油点。花淡黄白色，圆锥花序顶生，萼片4～5片，花瓣4～5片，雄蕊4～5枚。果扁球形，直径约5 mm，密集成团，成熟时暗紫红色，开裂，果皮无皱纹，有粗油点，内有黑褐色近球形种子，有的种子发育不全而退化。果实有浓烈的特异香气。花期4～6月，果熟期8～11月。

▶生境分布　生于向阳坡地、平地、路边、疏林下，或栽培于村边、屋旁、园边。分布于我国浙江、江西、江苏、安徽、福建、台

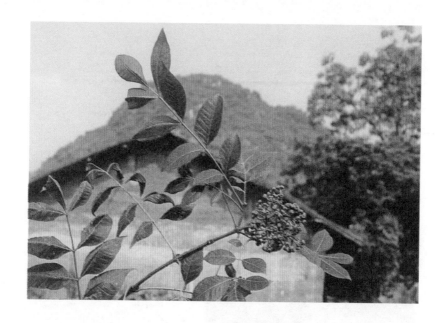

湾、湖北、湖南、广东、广西、四川、贵州、云南等省（区）；日本等地也有栽培。

▶**采收加工** 秋季果实呈茶绿色尚未开裂时采，剪下果枝，除去枝、叶、果梗等杂质，阴干或低温干燥。用时洗净，捣碎。

▶**性味功效** 辛、苦，热；有小毒。散寒止痛，降逆止呕。

▶**用量** 1.5～5 g。

▶**禁忌** 孕妇慎服。

▶**验方** 高血压病：吴茱萸适量。研细粉，每晚用醋调或用鸭蛋清调成糊状敷两足心（涌泉穴），次日早晨去掉。

▶**附注** 药理研究证实，吴茱萸有降低血压作用，还有镇痛、止呕、止泻、强心和使子宫收缩的作用，对心肌损伤和血小板聚集有保护作用，还有抗栓抑制凝血作用。

灵 芝（赤芝、灵芝草、菌灵芝）

▶**来源** 多孔菌科植物真菌灵芝 *Ganoderma lucidum*（Leyss. ex Fr.）Karst. 的子实体。

▶**形态** 一年生附生真菌。子实体伞状，木栓质。菌盖半圆形或肾形，宽5～12 cm，厚1～2 cm，菌盖上面黄褐色或红褐色，有光泽，有不明显的环状棱纹和放射状皱纹，边缘较薄，全缘或波状。菌盖下面乳白色，后变为浅褐色或红褐色，有细密管状孔洞，内生许多孢子；管口圆形，每1 mm约5个。孢子粉末状，褐色。菌柄侧生，长8～10 cm，粗1～1.5 cm，扁圆形，红褐色或黄褐色，坚硬木质。夏、秋季有孢子。

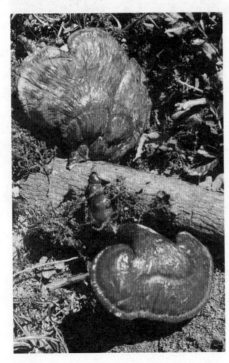

▶**生境分布** 多腐生于栎树和其他阔叶树的根部或枯木干上，也有人工栽培。全国大部分省（区）有出产，部分省（区）有人工栽培。

▶**采收加工** 夏、秋季采收，晒干或晾干。用时洗净，切碎或捣成粗粉。

▶**性味功效** 淡、微苦，温。滋补强壮，宁心益胃，解蕈毒。

▶**用量** 3～10 g。

▶**验方** 1. 血胆固醇过高症：灵芝6 g。水煎服；最好浸米酒服，每日3次，每次10 ml。按30 g浸米酒500 ml。

浸15日以上用。

2. 高血压病：灵芝3 g。水煎代茶饮；也可浸米酒服，每日3次，每次10 ml。按30 g浸米酒500 ml。浸15日以上用。

▶**附注** 药理研究证实，灵芝有抗肿瘤和强壮益智作用，还有镇静、镇痛、降压、降血糖和降低胆固醇作用。

青 葙 子

▶**来源** 苋科植物青葙 *Celosia argentea* L. 的成熟种子。

▶**形态** 一年生直立草本。茎圆柱状，无毛，绿色或红紫色。单叶互生；叶片长圆状披针形或披针形，长5~8 cm，宽1~3 cm，边缘全缘，两面均无毛。花白色或粉红色；穗状花序圆柱状，顶生，无分枝，长约10 cm，初为淡红色，后变为银白色；苞片、小苞片和花被片干膜质，有光泽，宿存；花被片5片；雄蕊5枚，长3~4 mm，花丝基部合生成杯状。胞果卵状椭圆形，盖裂，上部作帽状脱落。种子肾状圆形，黑色，有光泽。花期5~8月，果期6~10月。

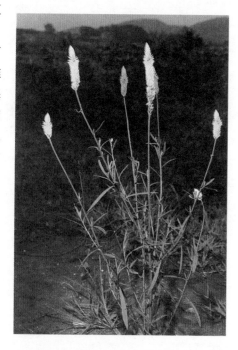

▶**生境分布** 生于旷野平原、山坡、丘陵、田边或栽培。分布于我国各省（区）；越南、缅甸、泰国、菲律宾、印度、马来西亚、朝鲜、日本、俄罗斯以及非洲热带地区

也有分布。

▶**采收加工** 秋季采割果穗，晒干，打下种子，除净杂质。用时洗净。

▶**性味功效** 苦，微寒。清肝火，祛风热，降血压。

▶**用量** 10～15 g。

▶**禁忌** 瞳孔放大者及青光眼患者忌服。

▶**验方** 1. 高血压病：①青葙子、决明子、夏枯草、菊花各10 g，石决明15 g（打碎，另包，先煎）。水煎服。②青葙子30 g，夏枯草15 g。水煎服。连服7～10日。③青葙子、桑叶、菊花各10 g。水煎服。

2. 高血压，头痛：①青葙子、决明子、生地黄、菊花各10 g，茺蔚子6 g。水煎服。②青葙子、夏枯草、桑叶、菊花、楯螺壳（楯螺科动物楯螺的贝壳。打碎，另包，先煎）各10 g，甘草5 g。水煎服。

3. 老年血管硬化，高血压，头晕眼花：青葙子、女贞子、制何首乌、桑寄生各15 g。水煎服。

▶**附注** 药理研究证实，青葙子有降低血压和保肝作用。

郁 金

▶**来源** 姜科植物姜黄 *Curcuma longa* L. 的块根。

▶**形态** 多年生宿根草本，高1～1.5 m。根茎圆柱形或椭圆形，断面橙黄色或深黄色，须根末端膨大呈卵形或纺锤形块根，表面灰褐色，断面黄色。叶基生，直立；叶片长圆形或椭圆形，长20～40 cm，宽10～20 cm，边缘全缘，两面均无毛；叶柄长20～40 cm。花葶由顶部叶鞘抽出，穗状花序圆柱状，长12～18 cm，宽4～9 cm；苞片卵形，绿白色或白色，顶端红色；唇瓣倒卵形，长约1.2 cm，白色或淡黄色，中部深黄色；花药无毛，药隔基部有2角状距。蒴果球形，成熟时3瓣裂。花、果期8～11月。

▶**生境分布** 生于旷野湿润肥沃的沟边、草地、坡地、林边或栽培。分布于我国江西、福建、台湾、湖北、湖南、广东、广西、海南、四川、云南等省（区）；东半球热带、亚热带地区也有分布。

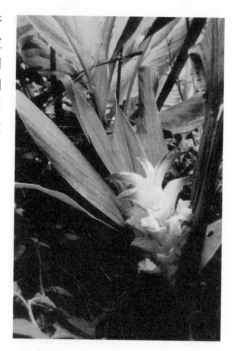

▶**采收加工** 冬季叶枯时采收，洗净，蒸至透心，放竹席上晒干（不能烘烤）。用时洗净，切片。

▶**性味功效** 微苦、辛，微温。行气祛瘀，疏肝解郁，止痛。

▶**用量** 3～15 g。

▶**验方** 冠心病心绞痛：郁金、赤芍、丹参各15 g，川芎、延胡索各10 g。水煎服。

▶**附注** 药理研究证实，郁金有抗心律失常的作用。

金 银 花

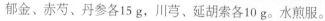

▶**来源** 忍冬科植物菰腺忍冬 *Lonicera hypoglauca* Miq. 的花蕾或带初开的花。

▶**形态** 多年生常绿藤本。茎圆柱形，通常紫红色；嫩枝、叶柄、叶片两面中脉和总花梗均密生短柔毛，有时还有糙毛。单叶对生；叶片卵状长圆形或长椭圆形，长5.5～7.5 cm，宽2.5～4.5 cm，边缘全缘，上面有疏柔毛，下面密生柔毛和桔黄色或桔红色腺点。花初开时白色，后变黄色，2朵或多朵生于侧生短枝上或于小枝顶端集合成

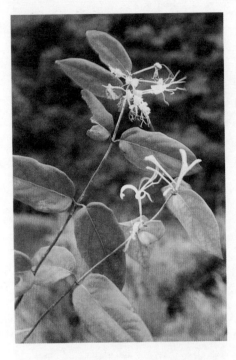

总状花序；苞片条状披针形，与萼筒几乎等长；小苞片圆卵形，长约为萼筒1/3，边缘有毛；萼筒无毛，5裂，裂片仅边缘有毛；花冠5裂呈2唇形，长3～4 cm，外面有微伏毛和桔黄色或桔红色腺点；雄蕊5枚，无毛。果实近圆球形，直径约8 mm，成熟时黑色。花期4～5月，果期7～11月。

▶**生境分布**　生于山地灌木丛、林边、路边、沟边。分布于我国浙江、江西、安徽、福建、台湾、湖北、湖南、广东、广西、海南、四川、贵州、云南等省（区）；日本等地也有分布。

▶**采收加工**　同大金银花
▶**性味功效**　同大金银花
▶**用量**　同大金银花
▶**验方**　同大金银花
▶**附注**　同大金银花

鱼腥草根

▶**来源**　三白草科植物蕺菜 *Houttuynia cordata* Thunb. 的根状茎。
▶**形态**　多年生直立草本，揉之有浓烈的鱼腥臭气。根状茎横卧地下，白色，节环状，节上生根。茎无毛或节上有毛。单叶互生；叶片卵形或阔卵形，长4～10 cm，宽2.5～6 cm，边缘全缘或波状，两面无毛或有时叶脉有毛，下面通常紫红色，有腺点；叶柄远短于叶片，无毛；托叶下部与叶柄合生成鞘，通常有毛。花小，淡黄色，聚集成稠密的穗状花序生于枝顶或与叶对生，花序长约2 cm，基部有4片白色花瓣状的总苞片；无花被片；雄蕊3枚。蒴果近球形，顶端开裂。花、果期4～7月。

▶**生境分布**　生于湿润的溪边、田边、园边、林下。分布于我国西南、华中、华南、华东各省（区）及西藏、陕西、甘肃；亚洲东部和东南部也有分布。

▶**采收加工**　夏、秋季采收，洗净，晒干或鲜用。用时洗净，切短段。

▶**性味功效**　辛，微寒。清热利湿，消肿解毒。

▶**用量**　15～25 g。不宜久煎，应后下。

▶**验方**　1. 心绞痛：鱼腥草根10 g（鲜品30 g）。嚼烂吞服。

2. 高血压：鱼腥草根（或鱼腥草全草）、车前草各30 g。水煎服。

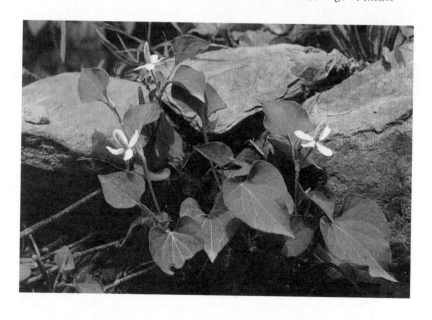

▶**附注**　药理研究证实，鱼腥草有利尿作用，对流感病毒和流行性出血热病毒有抑制作用。

狗仔花

▶**来源**　菊科植物咸虾花 *Vernonia patula*（Dry）. Merr. 的全草。

▶**形态**　一年生直立草本，高30～70 cm。嫩枝圆柱形，有短柔毛。单叶互生；叶片卵形或卵状椭圆形，长2～7 cm，宽1～4 cm，顶端钝或稍尖，基部狭，边缘有浅齿，上面有疏短柔毛或近无毛，下面有灰白色柔毛。花淡紫红色；头状花序直径8～10 mm，通常2～3个生于枝端或成对着生；总苞扁球形；总苞片披针形，背面绿色或紫色，

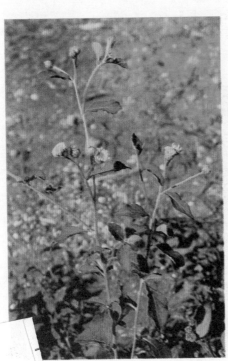

有柔毛，杂有腺体；全为管状花，花冠管长4～5 mm，5裂；雄蕊5枚，花药连合。瘦果圆柱状，有4～5棱，长约1.5 mm，无毛，有腺点，顶端有1层白色冠毛，长约3 mm，易脱落。花、果期7～12月。

▶**生境分布**　生于旷野荒坡、村边路旁草地上。分布于我国福建、台湾、广东、广西、海南、云南等省（区）；中南半岛及印度、菲律宾、印度尼西亚等地也有分布。

▶**采收加工**　夏、秋季采收，除净泥沙杂质，晒干。用

时洗净，切短段。

▶**性味功效**　苦、辛，平。疏风清热，凉血解毒。

▶**用量**　10～15 g。

▶**验方**　高血压病：①狗仔花30 g。水煎服。②狗仔花30 g，石决明20 g（打碎，另包，先煎）。水煎服。③狗仔花、豨莶草、夏枯草各15 g，萝芙木根10 g。水煎服。

夜 香 牛（伤寒草）

▶**来源**　菊科植物夜香牛 *Vernonia cinerea*（L.）Less. 的全草。

▶**形态**　一年生直立草本，高20～50 cm。茎有贴生短柔毛。单叶互生；叶片菱状卵形、菱状长圆形或卵形，长3～7 cm，宽1.5～3 cm。边缘有疏锯齿和波状，两面均有短柔毛和腺点。花淡紫红色，全为管状花；头状花序直径6～8 cm，由19～23个管状花组成，在枝顶排成伞房状圆锥花序；总苞钟状；总苞片绿色有时变紫色，顶端渐尖，有贴生短柔毛；管状花上端5裂；雄蕊5枚，花药连合。瘦果圆柱形，无肋或稀有不明显肋，密生短柔毛和腺点，顶端有2层白色冠毛，外层多数而短，宿存，内层近等长，长约5 mm。花、果期全年。

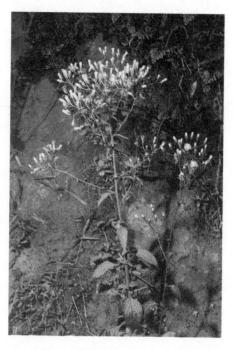

▶**生境分布**　生于路

边、荒地、田边、山坡旷野。分布于我国浙江、江西、福建、台湾、湖北、湖南、广东、广西、海南、四川、云南等省（区）；中南半岛及印度、印度尼西亚、日本及非洲等地也有分布。

▶采收加工　夏、秋季采收，除去杂质，晒干。用时洗净，切短段。

▶性味功效　苦、微甘，凉。疏风散热，凉血解毒，安神，降血压。

▶用量　15～30 g。

▶验方　1. 高血压病：①夜香牛、酢浆草（酢浆草科）、豨莶草（菊科）各15 g。水煎服。②夜香牛、野菊花各15 g，酢浆草30 g，夏枯草10 g。水煎服。③夜香牛、鼠曲草（菊科）、夏枯草、酢浆草各15 g。水煎服。

2. 高血压，血管痉挛性头痛：夜香牛、酢浆草（或红花酢浆草）各30 g，余甘子根（大戟科）25 g。水煎服，每日1剂。连服30日为1个疗程。

▶附注　药理研究证实，夜香牛能拮抗氯化钡所致离体家兔小肠痉挛，对急性胃炎有抑制作用。

珍 珠 母（蚌壳）

▶来源　蚌科动物背角无齿蚌 Anodonta woodiana（Lea）的贝壳。

▶形态　贝壳大型，外形为稍有角突的卵圆形，两侧不等称。壳前部钝圆，后部略呈斜切状，末端钝，背缘略直，前背缘比后背缘略短，后背缘并向上略倾斜，并与后缘的背部形成1个角突，后缘呈斜切状，腹缘呈大的弧形，壳顶略膨胀，位于靠近前端背缘。

▶生境分布　生活于江河、湖泊、水库、池塘内。我国各省（区）均有分布；亚洲热带、亚热带地区也有分布。

▶采收加工　全年可采收，取贝壳，洗净，晒干。用时洗净，晒干，放在铁丝网上或沙锅内，用火煅至松脆时，敲成碎块，研成细粉入药。

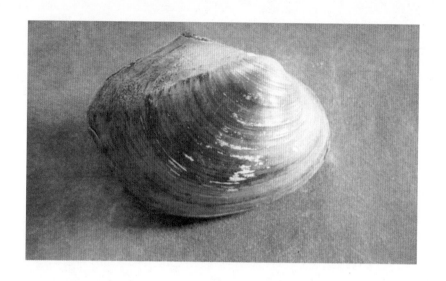

▶**性味功效** 咸，凉。平肝，潜阳，定惊，止血。

▶**用量** 10～50 g。宜先煎。

▶**禁忌** 胃寒者慎服。

▶**验方** 1. 高血压病：①珍珠母15 g（另包，先煎），贝母、牡蛎（另包，先煎）、龙骨（另包，先煎）、石决明（另包，先煎）各10 g。水煎服；或共研细粉，每次服10 g，开水冲服。②珍珠母30 g（另包，先煎），夏枯草、钩藤、生地黄各15 g，麦冬、菊花各10 g。水煎服。

2. 高血压病，头晕头痛，眼花耳鸣，面颊燥热：①珍珠母30 g（另包，先煎），制何首乌15 g，制女贞子、墨旱莲各10 g。水煎服。②珍珠母50 g（另包，先煎），冬桑叶、夏枯草、菊花各10 g。水煎服。

▶**附注** 药理研究证实，珍珠母有镇静、镇惊、止血作用。

荠 菜

▶**来源** 十字花科植物荠 *Capsella bursa-pastoris*（L.）Medic. 的带

花、果全草。

▶**形态**　一年生直立草本。茎有白色短柔毛。早春，茎短不明显，嫩叶平铺地面。基生叶丛生呈莲座状，有叶柄；叶片倒披针形，长约12 cm，宽约2.5 cm，羽状深裂或不规则浅裂，顶裂片较大，卵形或长圆形，长5～30 mm，宽2～20 mm，侧裂片较小，长5～15 mm，边缘有锯齿或浅裂或近全缘；茎生叶互生，狭披针形，无柄，基部抱茎，两面均有毛，边缘有锯齿。花白色；总状花序顶生；萼片4片；花瓣4片，分离，呈"十"字形排列；雄蕊6枚。短角果倒三角形或倒心状三角形，扁平，无毛，顶端微凹。花、果期4～6月。

▶**生境分布**　生于荒野、田边、路边、山坡、村落和城镇庭院空地。分布几乎遍布全国，世界温带地区也有分布。

▶**采收加工**　4～5月采收，除去杂质，晒干。用时洗净，切短段。

▶**性味功效**　微甘，凉。凉血，止血，清热利尿，降血压。

▶**用量**　15～30 g。

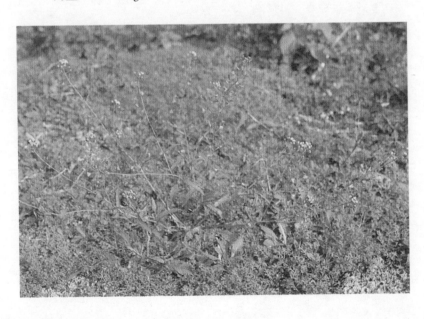

▶**验方**　1. 高血压病：①荠菜、夏枯草各30 g。水煎服。②鲜荠菜250 g（干品60 g）。水煎服。③荠菜30 g，桑树根皮60 g。水煎服。④荠菜30 g，鼠曲草（菊科）15 g。水煎服。⑤荠菜、决明子、地桃科（锦葵科）各30 g，箩芙木根15 g，芹菜150 g。水煎服。

2. 高血压病大便秘结：荠菜60 g，决明子10 g，生大黄6 g。水煎服。

▶**附注**　药理研究证实，荠菜有降低血压、兴奋呼吸和止血的作用。

茺 蔚 子 (益母草子)

▶**来源**　唇形科植物益母草 *Leonurus japonicas* Houtt 的成熟果实。

▶**形态**　一年生直立草木，高20～100 cm。茎四方形，密生短柔毛。根生叶丛生，叶片略呈圆形，顶端钝，边缘有圆锯齿；茎下部叶对生；叶片卵形，掌状3裂，裂片再分裂，边缘有钝齿，两面均有短柔毛，下面有腺点；茎中部叶菱形，3裂或多裂，最上部叶线形。花淡红色或紫红色，无柄，8～15朵生于叶腋，呈轮伞状；苞片针刺状；花萼钟状，萼齿5；花冠唇形，长2.5～2.8 cm。上唇长于下唇，花冠管内有毛环；雄蕊4枚。果实为4颗小坚果，褐色或灰棕色；小坚果锐三棱形，顶端平截。花期5～7月，果期8～10月。

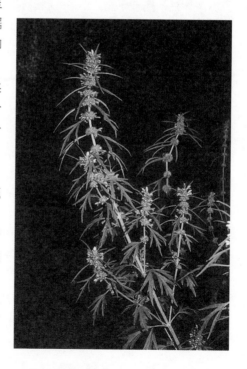

▶**生境分布** 生于荒地、路边、溪边草地上、田埂边、村边、宅旁。分布于我国各省（区）；俄罗斯、日本、朝鲜及亚洲热带地区、非洲、美洲等地也有分布。

▶**采收加工** 10月间果实成熟时，割取地上部分，打下种子，除净杂质，晒干。用时洗净。

▶**性味功效** 辛、苦，微寒。凉肝明目，活血，降血压，利尿。

▶**用量** 3～10 g。

▶**验方** 1. 高血压，头痛：①茺蔚子6 g，菊花、生地黄、青葙子、决明子各10 g。水煎服。②茺蔚子6 g，夏枯草、野菊花各15 g。水煎服。③茺蔚子6 g，玉米须、金银花各15 g，钩藤10 g。水煎服。

2. 妇女产后高血压病：茺蔚子6 g（或益母草30 g），夏枯草30 g，当归10 g。水煎服。

▶**附注** 药理研究证实，茺蔚子有降压作用。

柿 叶（柿树叶）

▶**来源** 柿科植物柿 *Diospyros kaki* Thunb. 的叶。此外，未成熟果实也入药。

▶**形态** 落叶乔木，通常高8～10 m。树皮深灰色或灰黑色，有裂纹。嫩枝有棱，有柔毛或近无毛。单叶互生；叶片卵状椭圆形、倒卵形或近圆形，长5～18 cm，宽3～9 cm，先端渐尖或钝，基部楔形、钝、圆形或近截形，边缘全缘或波状，上面嫩时有疏生柔毛，老时无毛，下面有柔毛或无毛，中脉在下面凹下，有微柔毛，下面凸起，侧脉每边5～7条；叶柄长8～20 mm。花黄白色；雌雄异株或杂性；聚伞花序腋生；雄花序通常有花3朵；雄花：花萼钟状，深4裂，裂片长约3 mm，边缘有毛；花冠钟状，4裂，裂片两面有绢毛或里面近无毛；雄蕊16～24枚；雌花：单生于叶腋，长约2 cm；花萼直径约3 cm或更大，深4裂，外面有柔毛，里面有绢毛；花冠直径约1.5 cm，4裂；退

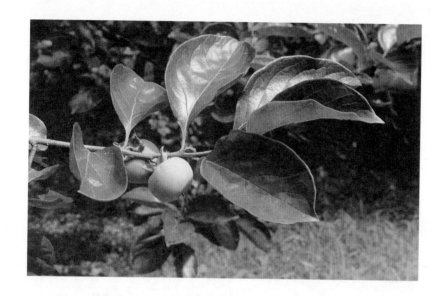

化雄蕊8枚。果实球形、扁球形、卵形或球形而略呈方形，直径3.5～8.5 cm，基部有增大的宿存萼，成熟时橙红色或红色，肉质柔软多汁，种子数粒，扁椭圆形。花期5～6月，果期9～10月。

▶**生境分布** 栽培植物，阳性树种，耐寒，不耐盐碱土。我国辽宁、甘肃、陕西、山西、河北、河南、山东、江苏、浙江、江西、安徽、福建、台湾、湖北、湖南、广东、广西、海南、四川、贵州、云南等省（区）有栽培；东南亚、大洋州及朝鲜、日本、俄罗斯、法国、美国、阿尔及利亚等地也有栽培。

▶**采收加工** 叶：秋季采收，除去杂质，晒干。未成熟果实夏季采收，鲜用，随用随采。用时洗净，叶切丝，未成熟果实榨取汁（称柿漆）。

▶**性味功效** 苦、酸、涩，凉。清肺止咳，凉血止血，活血化瘀，降血压。

▶**用量** 5～15 g。重症加倍。

▶**验方** 1. 高血压：①柿叶研细粉。每次服6 g，每日服3次，开水送服。②柿漆（未成熟柿果榨取汁）。每次服3 ml，每日服2次。

2．冠心病，脑动脉硬化症，高血压：①柿叶15 g。水煎代茶常饮。②柿叶、银杏叶各15 g，丹参20 g。水煎服。

▶**附注** 药理研究证实，柿叶（包括嫩柿叶）有增加冠脉流量以及减轻血液黏滞性和降血压、降胆固醇、软化血管、抗衰老、抗肿瘤作用。

枸骨叶（角刺茶）

▶**来源** 冬青科植物枸骨 *Ilex cornuta* Lindl. et Paxt. 的叶。

▶**形态** 常绿大灌木。树皮灰白色。单叶互生；叶片质硬，长椭圆状四角形，长4～7 cm，宽2～4 cm，先端有3枚硬刺，基部各边有1枚硬刺，边缘每边各有1硬刺或全缘，老树上的叶片基部截平或圆形，

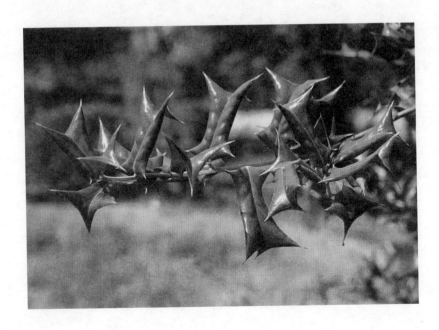

无刺，两面均无毛；叶柄短。花白色，多朵生于叶腋或排成伞形；花萼杯状，4裂，裂片三角形，外面有短柔毛；花瓣4片，倒卵形，基部合生；雄蕊4枚。核果椭圆形，成熟时红色，直径约6 mm，内有种核4枚。花、果期4～10月。

▶**生境分布** 生于山坡、山谷、山脚疏林中或栽培。分布于我国浙江、江苏、江西、安徽、河南、湖北、湖南、广西等省（区）。

▶**采收加工** 秋季采收，除净杂质，晒干。用时洗净，切碎。

▶**性味功效** 微苦，凉。疏风清热，凉血解毒。

▶**用量** 6～15 g。

▶**验方** 1. 高血压，头晕目眩：①枸骨叶10 g。水煎代茶饮。②枸骨叶、菊花各15 g。水煎服。③枸骨叶15 g，决明子、夏枯草各10 g。水煎服。④枸骨叶、野菊花、钩藤各10 g。水煎服。

2. 糖尿病：枸骨叶、玉米须各10 g。水煎代茶饮。

▶**附注** 药理研究证实，枸骨叶有显著增加冠脉流量，降低冠脉阻力和抗血小板凝聚作用。

钩 藤（双钩藤、金钩藤）

▶**来源** 茜草科植物钩藤 *Uncaria rhynchophylla*（Miq.）Miq.ex Havil. 的带钩茎枝。

▶**形态** 攀缘状灌木。嫩枝四方形，无毛，有白粉；茎枝圆柱形或类方形，节上叶腋有对生的两钩（由不发育的总花梗变为钩状体），钩尖向下弯曲，或仅一侧有钩，另一侧为凸起的疤痕，钩的长度1～2 cm。

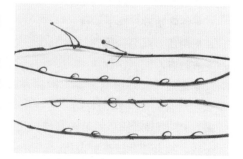

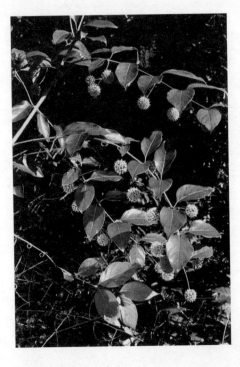

单叶对生；叶片椭圆形或卵状披针形，长6~9 cm，宽3~6 cm，边缘全缘，上面无毛，下面仅脉腋内有束毛，略呈粉白色，干后变褐红色；叶柄长8~12 mm；托叶2深裂，裂片长6~12 mm。花小，黄色或黄白色，聚合成球形的头状花序，直径2~2.5 cm，单个生于叶腋或排成总状花序生于枝顶；每个总花梗近中部有数枚轮生苞片；花萼筒状，5裂；花冠管状，长约7 mm，5裂；雄蕊5枚。果细小，长7~10 mm，直径约2 mm，有疏柔毛，顶端有宿存萼片，聚合成一球状体。种子多数，细小，两端有翅。花、果期6~11月。

▶**生境分布**　生于山谷、溪边、路边湿润灌木丛中或疏林下。分布于中国陕西、甘肃、浙江、江西、福建、湖南、广东、广西、贵州、云南等省（区）；日本等地也有分布。

▶**采收加工**　同毛钩藤。

▶**性味功效**　同毛钩藤。

▶**用量**　同毛钩藤。

▶**验方**　同毛钩藤。

▶**附注**　药理研究证实，钩藤有镇静、降压作用，并能降低脑内一氧化氮合酶的活性，对脑缺血产生保护作用。据《香港中草药》第三辑164页记载：钩藤的带钩茎枝与无钩茎枝所含生物碱种类和含量基本一致，故全部茎枝也可入药。

穿 心 莲（榄核莲、一见喜）

▶**来源**　爵床科植物穿心莲 *Andrographis paniculata*（Burm. f.）Nees 的地上部分。

▶**形态**　一年生直立草本，高50～80 cm。茎四方形，节膨大，枝对生，无毛。单叶对生；叶片椭圆形或椭圆状披针形，长6～7 cm，宽2～3 cm，边缘有小锯齿或近全缘，两面均无毛。茎、叶味极苦。花白色带淡紫色斑纹，圆锥花序生于枝顶或上部叶腋，花萼5深裂，花冠唇形，发育雄蕊2枚。蒴果直立，有棱，椭圆形，稍扁似橄榄核，长约1.5 cm，宽约0.5 cm，疏生腺毛，内有种子约12粒。种子种钩。花、果期10～11月。

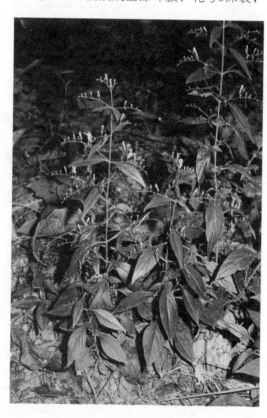

▶**生境分布**　栽培植物。我国浙江、江西、福建、台湾、广东、广西、海南等省（区）有栽培；印度、巴基斯坦、斯里兰卡、孟加拉等地也有分布。

▶**采收加工**　夏、秋季采收，除去杂质，扎成小把，晒干。用时洗净，切短段。

▶**性味功效**　苦，寒。清热泻火，凉血，止血。

▶**用量**　6～10 g。

▶**验方**　高血压（充血型）：①穿心莲叶5～7片。开水泡代茶饮。②鲜穿心莲叶10～20片，墨旱莲30 g。水煎代茶饮。

▶**附注**　药理研究证实，穿心莲对心肌缺血损伤与脑缺血再灌注损伤有保护作用，还有抗血栓和抗癌作用。

桂　枝

▶**来源**　樟科植物肉桂 *Cinnamomum cassia* Presl 的嫩枝。

▶**形态**　常绿乔木，高10～15 m。枝、叶、树皮、果实干时均有浓烈的肉桂香气。树皮灰色或灰褐色，老树皮厚达1.3 cm。嫩枝略

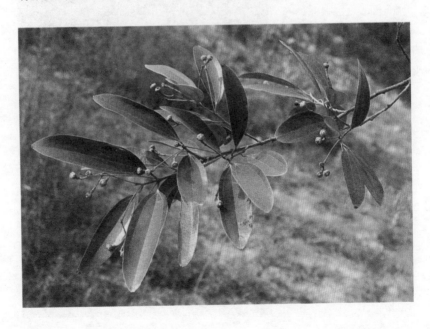

呈扁四棱形，无毛。单叶互生；叶片长圆形或近披针形，通常长8～16 cm，宽4～5.5 cm，先端尖，基部狭，边缘全缘，上面无毛，中脉凹陷，下面有短柔毛，中脉凸起，横脉不明显，离基三出脉。花小，黄绿色；圆锥花序生于叶腋，几乎与叶等长，有短柔毛；花被裂片6片；发育雄蕊9枚，花药瓣裂。核果长圆形，长约1 cm，直径约9 mm，成熟时紫黑色，内有种子1枚。花期6～8月，果期10～12月。

▶**生境分布**　栽培植物，喜生于阳光充足的酸性红色沙壤土上。我国广西、广东、海南、福建、台湾、云南等省（区）有栽培，广西栽培最多；越南、老挝、印度、印度尼西亚等地也有栽培。

▶**采收加工**　春、夏季采收，除去叶，阴干。用时洗净，切短段或切薄片。

▶**性味功效**　辛、甘，温。温通经脉，发汗解肌。

▶**用量**　3～10 g。

▶**验方**　高血压病：桂枝、钩藤各6 g，川芎5 g，甘草3 g。水煎服。

▶**附注**　药理研究证实，桂枝有解热和镇痛作用，对冠脉和脑血管以及末梢血管有扩张作用。桂枝油对心脏有抑制作用。

夏 枯 草

▶**来源**　唇形科植物夏枯草 *Prunella vulgaris* L. 带花的果穗。

▶**形态**　多年生草本，高10～30 cm。根状茎平卧地面。茎四方形，直立或斜升，有毛。单叶对生，叶柄长1～3 cm；叶片卵状长圆形或卵形，长1.5～6 cm，宽0.7～2.5 cm，边缘有波状齿或近全缘，两面均有毛。花紫色、蓝紫色或红紫色，稀为白色；花下有阔肾形苞片；轮伞花序顶生，密集成圆柱形穗状花序，花序长2～4 cm；花萼5裂成2唇形，萼齿极不相等，果时萼唇闭合；花冠2唇形，长约13 mm；上唇盔状；雄蕊4枚。小坚果4枚，长椭圆形，有三棱。花期5~6月，果期7~8月。

▶**生境分布** 生于湿润山坡草地、溪边、路边、村边。分布于我国各省（区）；欧洲、亚洲、美洲、非洲北部、大洋洲各地也有分布。

▶**采收加工** 夏至节后采收，除去杂质，晒干。用时洗净，切段。

▶**性味功效** 辛，苦，寒。清火，明目，散结，解毒，降血压。

▶**用量** 10~15 g。

▶**验方** 1. 高血压：①夏枯草15 g，青葙子30 g。水煎服。②夏枯草30 g。水煎服。③夏枯草15 g，杜仲、白芍、黄芩各10 g。水煎服。④夏枯草15 g，当归、侧柏叶各10 g。水煎服。⑤夏枯草、车前草、大蓟各15 g。水煎服。⑥夏枯草、生地黄各12 g，石决明15 g（先煎），地龙6 g，牛膝10 g。水煎服。

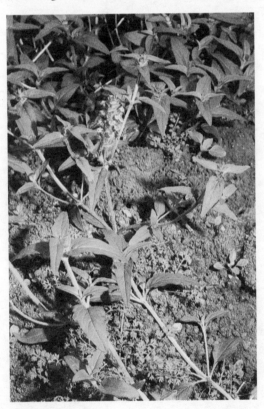

2. 高血压、头痛目眩：①夏枯草、野菊花、豨莶草各30 g。水煎服。②夏枯草、玉米须、苍耳子、马兰草（菊科）各15 g。水煎服。③夏枯草、生石膏（另包，先煎）、决明子各30 g，钩藤15 g。水煎服。④夏枯草、牡蛎（另包，先煎）

各30 g，钩藤15 g。水煎服。⑤夏枯草、水杨梅（茜草科）、决明子各15 g。水煎服。⑥夏枯草、菊花、钩藤各15 g，贝子（宝贝科动物环纹货贝的贝壳）30 g（另包，先煎）。水煎服。

3. 高血压、肝阳上亢、头晕、头痛：夏枯草10 g，珍珠母50 g（另包，先煎），桑叶12 g，菊花6 g。水煎服。

4. 高血压，头晕，头痛，头胀，脚麻：夏枯草、豨莶草各100 g，龙胆草30 g。共研细粉，炼蜜为丸，每丸重10 g，每次服1丸，每日服2～3次，开水送服。

▶**附注**　药理研究证实，夏枯草有降压和降血糖作用，对早期炎症反应有抑制作用。

鸭 跖 草（竹壳菜）

▶**来源**　鸭跖草科植物鸭跖草 *Commelina communis* L. 的全草。

▶**形态**　一年生铺地草本。茎横走，圆柱形，肉质，长30～80 cm。节上生根，嫩茎斜升，有短柔毛。单叶互生；叶片披针形或卵状披针形，两面均无毛，长3～9 cm，宽1.5～2 cm，先端尖，基部下延成膜质叶鞘，叶鞘边缘全缘而有短柔毛。花深蓝色；聚伞花序生于叶腋，由叶状总苞片托住；总苞片卵状心形，顶端急尖，长约2 cm，略弯曲，边缘有毛，有1.5～4 cm长的柄；萼片3片，长约5 mm；花瓣3片，长约1 cm；发育雄蕊3枚，花丝无毛。蒴果椭圆形，长5～7 mm，2室，每室有种子2粒。种子长3 mm，有小窝点。花、果期6～10月。

▶**生境分布**　生于湿润的田边、沟边、路边、草丛中。分布于我国辽宁、吉林、黑龙江、甘肃、河北、河南、山东、浙江、江苏、安徽、江西、福建、台湾、湖北、湖南、广东、广西、海南、贵州、四川、云南等省（区）；越南、朝鲜、日本、俄罗斯远东地区、北美等地也有分布。

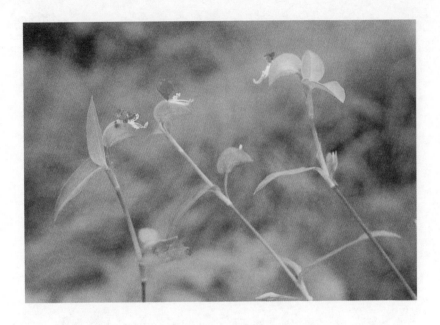

▶**采收加工** 夏、秋季采收，除净杂质，晒干。用时洗净，切短段。

▶**性味功效** 甘、淡，寒。清热凉血，利尿解毒。

▶**用量** 15～30 g。

▶**禁忌** 体质虚寒者及孕妇慎用。

▶**验方** 高血压病：①鸭跖草30 g，蚕豆花（豆科或蝶形花科）10 g。水煎代茶饮。②鸭跖草、玉米须、夏枯草各15 g。水煎代茶饮。③鸭跖草15 g，决明子、野菊花各20 g。水煎服。

▶**附注** 药理研究证实，鸭跖草有镇痛、止咳、消炎和抗细胞内毒素作用。

臭茉莉叶

▶**来源**　马鞭草科植物尖齿臭茉莉 *Clerodendrum lindleyi* Decne.ex Planch. 的叶。

▶**形态**　灌木，高1～2 m。根状茎圆柱状，外皮土黄色，粗壮，略弯曲。嫩枝近四棱形，有短柔毛。单叶对生；叶片宽卵形或心形，长10～20 cm，宽7～15 cm，边缘有毛和锯齿，两面均有短柔毛，基部脉腋有数个盘状腺体，鲜叶揉之有臭。花紫红色或淡红色；伞房状聚伞花序密集呈头状，直径6～10 cm，顶生；花萼长1～1.5 cm，有毛和盘状腺体，5齿裂，裂片线状披针形，长5～6 mm；花冠管长2～3 cm，5裂，裂片倒卵形，长5～7 mm；雄蕊4枚。核果球形，直径5～6 mm，成熟时蓝黑色，大半被紫红色增大的宿存萼所包。花、果期5～10月。

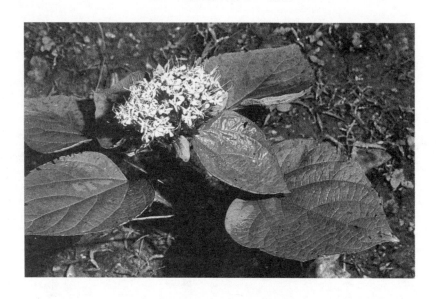

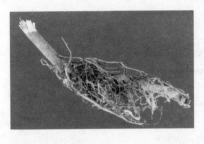

▶**生境分布**　生于村边、路边、沟边、山脚、山坡较湿润处。分布于浙江、江苏、江西、安徽、湖南、广东、广西、海南、云南、贵州等省（区）。

▶**采收加工**　夏季开花前采收，阴干或晒干。用时洗净，切丝。

▶**性味功效**　淡，平。祛风活血，消肿降压。

▶**用量**　15～30 g。

▶**验方**　高血压病：①臭茉莉叶30 g。水煎代茶饮。②臭茉莉叶、荠菜、夏枯草各30 g。水煎服。③臭茉莉叶、玄参、生地黄各15 g。水煎服。

臭梧桐叶（臭梧桐）

▶**来源**　马鞭草科植物海州常山 *Clerodendrum trichotomum* Thunb. 的叶。此外，根（臭梧桐根）也入药。

▶**形态**　落叶灌木或小乔木，高1～3 m。根粗壮，有臭气。嫩枝略呈四棱形，有短柔毛，老枝圆柱形，近无毛。单叶对生，揉之有臭气，有长柄；叶片卵形、卵状椭圆形或三角状卵形，长5～16 cm，宽3～13 cm，边缘全缘或有波状齿，两面嫩时有短柔毛，老时上面无毛，下面有毛或近无毛，有黄色细腺点。花白色或粉红色；伞房状聚伞花序顶生或腋生；花萼紫红色，长11～15 mm，5深裂，裂片卵形或卵状椭圆形；花冠管长约2 cm，5裂；雄蕊4枚，和花柱伸出花冠管之外。核果近球形，成熟时蓝色，包于增大的宿萼内。花、果期6～11月。

▶**生境分布**　生于空旷的山野、林边、沟边、路边、山谷及山坡灌木丛中。分布于我国辽宁、陕西、甘肃、内蒙古、河北、山西、山东、河南、江苏、浙江、江西、安徽、福建、台湾、湖北、湖南、广

东、广西、海南、贵州、云
南、四川等省（区）；菲律
宾、朝鲜、日本等地也有。

▶**采收加工** 叶于夏季
开花前采，带叶柄晒干。根
于秋季采，除净泥杂，晒
干。用时洗净，叶切丝，根
切薄片。

▶**性味功效** 苦，寒。
平肝凉血，祛风湿，降
血压。

▶**用量** 叶：6～10 g。
根15～30 g。

▶**验方** 高血压病：①臭
梧桐叶30 g。水煎代茶饮。
连服30日。②臭梧桐叶研
细粉。每次服5 g，每日服
2次，开水送服。③臭梧桐

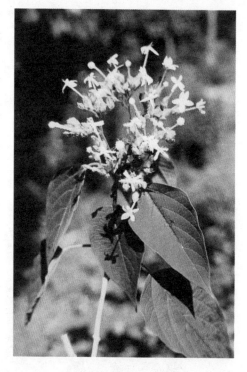

根、枸杞根（茄科）、桑树根各30 g。水煎服。④臭梧桐叶30 g，青
木香（马兜铃科马兜铃根）10 g。共研细粉，每次服3～6 g，每日服2
次，饭后开水送服。⑤臭梧桐根研细粉。每次服6～10 g，每日服2次，
温开水冲服。连服30日。⑥臭梧桐叶、玉米须各30 g，野菊花10 g。水
煎服。⑦臭梧桐叶、玉米须各30 g，夏枯草、豨莶草、野菊花各10 g。
水煎服。⑧臭梧桐叶10 g，荠菜、夏枯草各30 g，玄参、生地黄、火
炭母各15 g。水煎服。口苦加龙胆草10 g，失眠加夜交藤（何首乌藤）
30 g，合欢花15 g同煎服。⑨臭梧桐根、荠菜各15 g，夏枯草10 g。水
煎服。

▶**附注** 药理研究证实，臭梧桐叶或根有降压、镇痛、镇静和抗
疟作用。

桑 寄 生（寄生）

▶**来源**　桑寄生科植物广寄生 *Taxillus chinensis*（DC.）Danser的带叶茎枝。

▶**形态**　常绿半寄生小灌木。嫩枝有暗灰色短柔毛，老枝无毛，有多数小突点。单叶互生或近对生；叶片黄绿色，卵形或长圆状卵形，长3～8 cm，宽2.5～5 cm，边缘全缘，嫩叶有毛，老叶无毛，叶脉不明显；叶柄无毛或幼时有锈色毛。花红褐色；聚伞花序生于叶腋，有花1～3朵；总花梗长4～10 mm，有红褐色星状短柔毛；花萼有星状短柔毛，其下有苞片1枚；花冠狭筒状，长2～2.5 cm，有星状短柔毛，4裂；雄蕊4枚。果实椭圆形，基部钝圆，表面有小瘤体。花、果期8～10月。

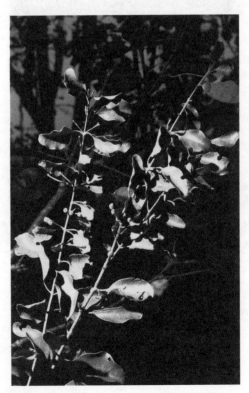

▶**生境分布**　半寄生植物，通常寄生在桑科、山茶科、壳斗科、芸香科、蔷薇科、豆科等20多种植物的树枝上。分布于我国福建、台湾、广东、广西、海南、江西、四川、贵州、云南等省（区）；越南等地也有分布。

▶**采收加工**　同红花

寄生。

▶**性味功效**　同红花寄生。

▶**用量**　同红花寄生。

▶**验方**　同红花寄生。

▶**附注**　药理研究证实，桑寄生有降脂和清除超氧化物自由基的作用，使过氧化物脂质含量降低，保护生物膜，对动脉粥样硬化起到预防和治疗作用。

黄　柏

▶**来源**　芸香科植物秃叶黄檗 *Phellodendron chinense Schneid* var. *glabriusculum* Schneid. 的树皮。

▶**形态**　落叶乔木。树皮内面黄色，味甚苦，嚼烂时有黏胶质，可将唾液染成黄色。木材（木质部）淡黄色。嫩枝无毛。单数羽状复叶对生，叶柄、叶轴和小叶柄均无毛或有微毛；小叶7～15片；小叶片长圆状披针形或卵状长圆形，长8～15 cm，宽3.5～6 cm，边缘全缘或有不明显小齿，上面无毛或仅中脉有短毛，下面无毛或沿中脉两侧有疏少柔毛，基部两侧略不对称，对光可见透明小油点，揉之有香气。花黄绿色；圆锥状聚伞花序顶生；萼片5片；花瓣5片；雄蕊5枚。核果近球形，直径约1 cm，成熟时蓝黑色。花期5～6月，果期9～11月。

▶**生境分布**　生于山地疏林或密林中，或栽培。分布于陕西、甘肃、浙江、江苏、江西、福建、台湾、湖北、湖南、广东、广西、四川、贵州、云南等省（区）。

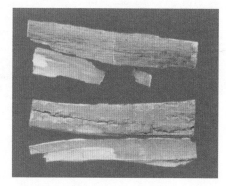

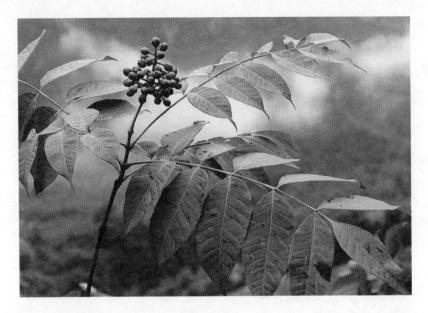

▶**采收加工**　选10年生以上的黄柏树，于3～6月间采收，除去外面粗皮，晒干。用时洗净，切丝。

▶**性味功效**　苦，寒。清热燥湿，泻火，解毒。

▶**用量**　3～12 g。

▶**验方**　高血压病：①黄柏15 g，石决明（捣碎，另包，先煎）12 g，龙胆草（龙胆科）10 g。水煎服。②盐炒黄柏6 g，决明子15 g，龙胆草6 g。水煎服。

萝芙木（羊屎木根、鱼胆木根）

▶**来源**　夹竹桃科植物萝芙木 *Rauvolfia verticillata*（Lour.）Baill. 的根和根茎。

▶**形态**　直立灌木，高1～2 m。枝及叶柄折断有白色乳状汁液。根粗壮，圆柱状或圆锥状，长15～30 cm，直径1～3 cm，表面灰棕色。嫩枝无毛，有灰白色小点。单叶对生或3~5片轮生；叶片长椭圆状披针形，长4~14 cm，宽1~3 cm，边缘全缘，两面均无毛。花白色；聚伞花序顶生或腋生；花萼5裂；花冠高脚碟状，5裂；雄蕊5枚，内藏。果实卵形或椭圆形，初时为绿色，后渐变为红色，成熟时为紫黑色，光滑无毛，内有种子1粒。花、果期5~10月。

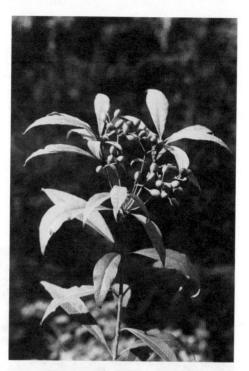

▶**生境分布**　生于较潮湿的溪边、山沟、山坡、山脚、疏林下、灌木丛中、山区村边阴湿处。分布于我国台湾、广东、广西、海南、四川、贵州、云南等省（区）；越南等地也有分布。

▶**采收加工**　同云南萝芙木。

▶**性味功效**　同云南萝芙木。

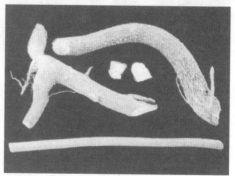

▶**用量**　同云南萝芙木。

▶**验方**　同云南萝芙木。

▶**附注**　同云南萝芙木。

梧桐叶

▶**来源** 梧桐科植物梧桐 *Firmiana plantanifolia* （L. F.）Marsili 的叶。此外，种子（梧桐子）也入药。

▶**形态** 落叶乔木，高10 m以上。树皮灰绿色，平滑无毛。单叶互生；叶片心状圆形，直径20～30 cm，3～5掌状分裂，裂片先端渐尖，边缘全缘，上面无毛，下面有星状短柔毛；叶柄长8～30 cm。花小，淡黄色，单性或杂性，无花瓣；圆锥花序长达20 cm，顶生；花萼钟状，5深裂，呈花瓣状；雄蕊多数，约15枚；子房有柄，柄上着生5心皮，心皮上部结合成1柱，基部分离，各具1心皮柄，每心皮内含胚珠多数。果为5枚蓇葖果状，成熟前开裂，果瓣匙状椭圆形，膜质，向外开展，长5～10 cm，宽2.8～4 cm，先端近圆形，微凹，有明显的中脉和网脉。种子球形，2～4粒，着生于果瓣边缘。花、果期为夏、秋季。

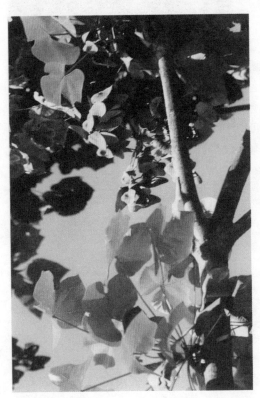

▶**生境分布** 栽培植物。全国各省（区）均有栽培，多栽培于村落和城镇庭院中。

▶**采收加工**　叶及种子均于夏、秋季采收，除去杂质，分别晒干。用时洗净，叶切丝，种子捣碎。

▶**性味功效**　叶：苦，寒。清热解毒，降压。种子：甘，平。健脾和胃，除热，降压。

▶**用量**　3～10 g。

▶**验方**　1. 高血压病：①梧桐叶10 g。水煎服，代茶常饮。②梧桐叶、夏枯草各10 g。水煎服。③梧桐子、决明子各10 g。水煎服。④梧桐子10 g。水煎服。连服1～2个月。

2. 高血压病，血清胆固醇偏高：①梧桐叶（或梧桐子）15 g。水煎服。连服30日为1个疗程。②梧桐叶提取液适量（相当于生药干品200 g），蔗糖200 g，橙皮酊50 ml，加入防腐剂尼泊金（甲、乙）0.5 g，加水至1000 ml。每次20 ml，每日服3次。连服60日。

▶**附注**　药理研究证实，梧桐叶和梧桐子均有降压和降低血清胆固醇的作用。

野 菊 花

▶**来源**　菊科植物野菊 *Dendranthema indicum*（L.）Des Moul. 的头状花序。

▶**形态**　多年生草本，形似菊花，揉之有香气。茎有疏柔毛，基部多铺地，上部直立，多分枝。单叶互生；叶片卵形，长卵形或椭圆状卵形，长3～7 cm，宽2～4 cm，羽状半裂或浅裂，或分裂不明显而边缘有浅锯齿，裂片顶端尖，两面有疏毛，下面毛较密。花黄色；头状花序直径1.5～2.5 cm，在枝顶排列成伞房花序；边缘的花舌状，舌片长10～13 mm，顶端全缘或2～3齿裂；中央的花管状，全部黄色。瘦果倒卵形，黑色，无毛，顶端无冠毛。花、果期6～11月。

▶**生境分布**　生于山坡灌木丛中、村边、田边、沟边水湿地、杂草丛中、滨海盐渍地。分布于我国东北、华北、华东、华南、华中、

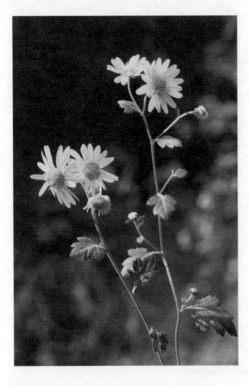

西南各省（区）及陕西、甘肃、宁夏、河南；印度、朝鲜、日本、俄罗斯等地也有分布。

▶**采收加工** 秋、冬季采收，晒干。用时洗净。

▶**性味功效** 苦、辛，微寒。清热解毒，降血压。

▶**用量** 10～15 g。

▶**验方** 1.高血压病：①野菊花15 g。开水泡代茶常饮。②野菊花、夏枯草、钩藤根各15 g。水煎服。③野菊花15 g、决明子、车前草各30 g。水煎服。④野菊花15 g，杜仲、川芎各10 g，天麻5 g。水煎服。⑤野菊花、夏枯草各15 g。水煎服。⑥野菊花10 g，豨莶草30 g，地骨皮（茄科枸杞根皮）15 g。水煎服。

2.高血压头痛、眩晕、失眠：①野菊花、臭梧桐根（马鞭草科海州常山）各15 g。水煎服。②野菊花、臭茉莉根（马鞭草科尖齿臭茉莉或重瓣臭茉莉）各15 g。水煎服。③野菊花10 g，决明子、地胆草（菊科）各12 g，仙茅6 g。水煎服。

▶**附注** 药理研究证实，野菊花有降压、抗氧化、抗血小板聚集的作用。

银 杏 叶（白果树叶）

▶**来源**　银杏科植物银杏 *Ginkgo biloba* L. 的叶。

▶**形态**　落叶乔木。树皮灰色。枝条分长枝和短枝，短枝有明显的叶柄痕。叶为单叶，有长柄；叶片扇形，无毛，有多数叉状并列的细脉，顶端宽5～8 cm，为波状缺刻，常为2裂，在长枝上螺旋状排列散生，在短枝上通常3～5片簇生，秋季落叶前变为黄色。球花单性，雌雄异株；雄花为下垂的穗状花序；雄蕊多数；雌花3～5朵聚生。种子核果状，有长梗下垂，通常为椭圆形，长2.5～3.5 cm，直径约2 cm，外种皮肉质，成熟时黄色或橙黄色，外面有白粉，搓烂有臭味；中种皮白色，骨质，通常有2条纵脊；内种皮膜质，淡红褐色；种仁肉质，一端淡棕色，另一端金黄色，横切面可见外层为胶质样，内层呈粉性。花期3～4月，种子成熟期9～10月。

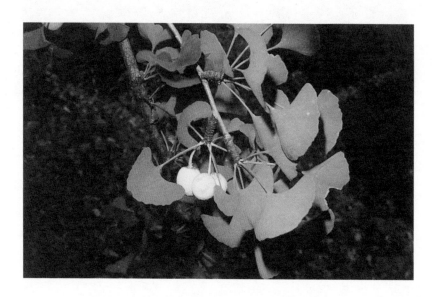

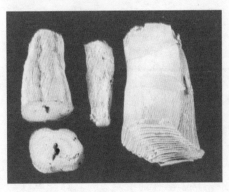

▶**生境分布** 本种为中国特产，喜生于湿度中等的肥沃沙质土上，多为栽培。我国大部分省（区）有栽培；朝鲜、日本及欧洲、美洲等地庭园也有引种栽培。

▶**采收加工** 10～11月收集经霜打自落的叶片，晒干。用时洗净，切丝。

▶**性味功效** 微苦，平；有小毒。活血止痛，扩张血管，降低血脂。

▶**用量** 5～10 g。

▶**验方** 1. 冠心病心绞痛，脑血栓：①银杏叶、钩藤、制何首乌各5 g。水煎代茶饮。或制成片剂，为1日量。②银杏叶10 g。水煎代茶饮。③银杏叶10 g，红花、川芎各15 g。水煎服。④银杏叶提取物（总黄酮）按每片含银杏总酮量约2 mg制成糖衣片（舒血宁片），每次舌下含服1～2片，每日3次。

2. 血清胆固醇过高症：①银杏叶10 g。水煎代茶常饮。②银杏叶提取物（总黄酮）按每片含黄酮1.14 mg制成糖衣片，每次服4片，每日3次。

▶**附注** 药理研究证实，银杏叶有降低血脂、降低血压、降低血清胆固醇和镇痛作用，还能降低血液黏度，增加脑血流量，降低脑血管阻力以及心肌张力时间指数，对氧自由基生成有清除和抑制作用。

葛 根

▶**来源** 豆科（或蝶形花科）植物甘葛藤 *Pueraria thomsonii* Benth. 的根。

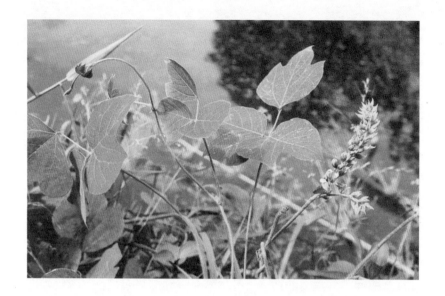

▶**形态** 缠绕藤本。根粗壮，纺锤形或长圆柱形，长可达50 cm。垂直生长，外皮淡黄白色，内面白色，粉质。枝有黄褐色短柔毛和长硬毛。羽状复叶互生，小叶3片；顶生小叶片菱状卵形或宽卵形，侧生小叶片斜卵形，长和宽均10～13 cm，先端尖或有长小突尖，基部平截，边缘全缘或中部以上有2～3裂片，两面均有黄色粗伏毛；托叶卵状长圆形，盾状着生；小托叶线形。花紫色或紫蓝色；总状花序腋生，花序轴有稍凸起的节，每节有2～3朵花；花萼近无毛，5齿裂或有时萼齿不明显；花冠蝶形，长1.3～1.8 cm；旗瓣近圆形；雄蕊10枚，其中9枚花丝合生。荚果直，长椭圆形，扁平，长10～12 cm，宽1～1.2 cm，有黄褐色长硬毛。花、果期秋季。

▶**生境分布** 多为栽培植物，或生于山野灌木丛疏林中。分布于我国江西、福建、台湾、广东、广西、海南、四川、云南、西藏等省（区）；泰国、老挝、越南、缅甸、印度、菲律宾、不丹等地也有分布。

▶**采收加工** 秋、冬季采收，除去外皮，用硫黄熏后，待半干，截段或再纵切成两半，晒干或采后洗净，趁鲜切片，直接晒干。

▶**性味功效** 甘、辛，凉。解肌退热，生津，透疹，解酒毒，降压。

▶**用量** 10～15 g。

▶**验方** 1. 冠心病心绞痛：①葛根30 g。水煎常服。②葛根30 g，红花、桃仁、郁金各15 g。水煎服。连服20日为1个疗程。③葛根制成100%糖浆。每次服20 ml，每日服3次。连服1～3个月。

2. 高血压颈项痛：葛根15 g。水煎服。连服1～2个月。

3. 脑动脉硬化，脑中风及脑出血后遗症：葛根30 g，山楂15 g，红花10 g，三七（另包，研粉分2次冲服）、川芎各6 g。水煎服。连服15～30日。

4. 糖尿病：葛根30 g，枸杞子25 g，丹参15 g。水煎服。合并高血压加夏枯草、菊花各15 g；合并冠心病加三七6 g（研粉，另包冲服），黄芪30 g，银杏叶25 g。

▶**附注** 药理研究证实，葛根具有扩张冠状动脉、改善心肌供血、降低心肌耗氧量、抗纤溶活性、抗血小板聚集和抗冠心病心绞痛作用，还有降压、抗心律失常和解酒毒作用，对缺血心肌和脑缺血具有保护作用。

铺地黍根（硬骨草、田基姜）

▶**来源** 禾木科植物铺地黍 *Panicum repens* L. 的根状茎。

▶**形态** 多年生直立草本，高30～70 cm。地下茎横走，根状茎肥大，有节，外形似姜。秆圆柱形，中空，环状节明显。单叶互生；叶片扁平，线形，长5～25 mm，宽2.5～5 mm，边缘全缘，上面有毛，粗糙，下面光滑；叶鞘包茎，有毛，叶鞘边缘也有毛。花白色；圆锥花序顶生，长5～20 cm；小穗长圆形，有小花2朵，无毛，长约3 mm，先端短尖；雄蕊3枚。颖果长圆形，长约2 mm，光滑无毛。花、果期6～11月。

▶**生境分布** 生于湿润的田埂、溪边、谷地、海边、旷野草地。

分布于我国福建、台湾、浙江、广东、广西、海南等省（区）；世界热带、亚热带地区也有分布。

▶**采收加工** 全年可采收，洗净，一般鲜用或晒干。用时洗净，切碎。

▶**性味功效** 微甘、苦，平。清热平肝，利湿解毒。

▶**用量** 15～30 g。

▶**验方** 高血压病：①鲜铺地黍根60 g，冰糖适量。水炖服。连服30日为1个疗程。②铺地黍根、玉米须、决明子各15 g。水煎代茶常饮。③铺地黍根30 g，野菊花、豨莶草各15 g。水煎服。

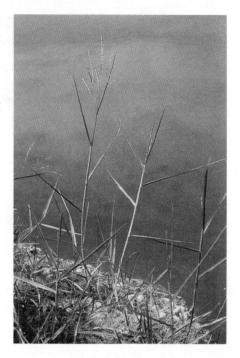

筋 骨 草

▶**来源** 唇形科植物紫背金盘 *Ajuga nipponensis* Makino 的全草。

▶**形态** 多年生草本，高10～20 cm。茎直立，下部平卧，有长柔毛，通常无基生叶。单叶对生；叶片宽椭圆形或倒卵状椭圆形，长2～4.5 cm，宽1.5～2.5 cm，边缘有波状圆齿，两面均有柔毛，生于下部的叶背面常带紫色。花淡紫色或白色，有深色条纹；轮伞花序组成穗状花序顶生；下部的苞片叶状，卵形；花萼钟状，有10脉，外面有毛，内面无毛，5齿裂；花冠唇形，长8～11 mm，上唇短，2裂，下唇宽大，伸长，3裂；雄蕊4枚，花丝无毛。果为4枚小坚果，小坚果黑

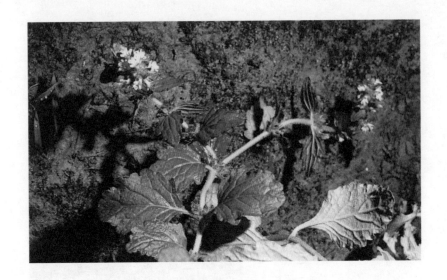

色，卵状三棱形，背面有网状皱纹。花期12月至次年3月，果期1～5月。

▶**生境分布** 生于湿润的田边矮草地、溪边、林边、灌木丛边、村边。分布于我国江苏、浙江、江西、安徽、福建、台湾、湖北、湖南、广东、广西、海南、四川、贵州、云南等省（区）；朝鲜、日本等地也有分布。

▶**采收加工** 夏、秋季采收，除净泥杂，晒干。用时洗净，切短段。

▶**性味功效** 苦、寒。清热解毒，凉血止血。

▶**用量** 10～15 g。

▶**验方** 高血压病：①筋骨草30 g。水煎服。如胃内胀闷，大便干燥，加乌药15 g，决明子3 g同煎服。连服7日为1个疗程。②筋骨草、夏枯草各15 g。水煎服。③筋骨草、野菊花各15 g，荠菜30 g。水煎服。

槐 米

▶**来源** 豆科（或蝶形花科）植物槐树 *Sophora japonica* L. 的花蕾。此外，花（槐花）和果实（槐角）也入药。

▶**形态** 落叶乔木，高达25 m。树皮灰褐色，内皮鲜黄色。嫩枝无毛或有短柔毛。单数羽状复叶互生，小叶4～7对，对生或近互生；小叶片卵状披针形或卵状长圆形，长2.5～6 cm，宽1.5～3 cm，下面灰白色，初时有贴生短柔毛，后变无毛；托叶早落；小托叶钻形。花白色或淡黄色，长约1.5 cm；圆锥花序顶生；花萼5齿；花冠蝶形；雄蕊10枚，花丝近分离。荚果串珠状，下垂，长2.5～5 cm或稍长，直径约1 cm，果皮肉质，无毛，成熟时黄绿色，不开裂，内有卵形种子1～6粒。花、果期7～10月。

▶**生境分布** 多为栽培植物，生于沙质地和土层深厚处。中国各省（区）有栽培；越南、朝鲜、日本以及美洲、欧洲等地也有栽培。

▶**采收加工** 夏季花开放前采收花蕾（槐米），除净杂质，晒干。槐花于夏季花开放时采收，晒干。槐角于初冬打落果实，除净杂质，晒干。用时分别洗净。

▶**性味功效** 苦，微寒。凉血，止血，降血压。

▶**用量** 6～15 g。

▶**禁忌** 孕妇慎用。

▶**验方** 1. 高血压，头晕目赤：①槐米（或槐花）、决明子、菊花各12 g。水煎服。②槐米（或槐花）10 g。水煎服。常服有效。③槐米（或槐花）10 g，鲜棕榈叶（棕榈科）30 g。沸开水泡，当茶饮。④槐角125 g，墨旱莲、女贞子、桑椹各72 g。水煎，浓缩成50 ml，烘干制成颗粒，加适量赋形剂，压成100片，每次服3～4片，每日服3次，开水送服；或槐角15 g，墨旱莲、女贞子、桑椹各10 g。水煎服。连服30日为1个疗程。⑤槐角30 g，夏枯草、枸骨叶（冬青科）各

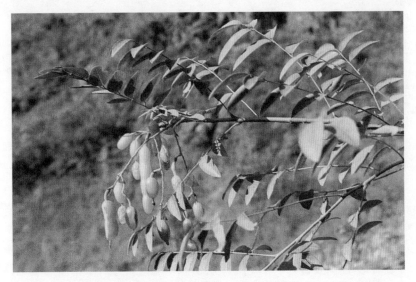

20 g，桑枝15 g，臭茉莉根12 g，熟地黄10 g。水煎，糖适量调服。连服6日为1个疗程。⑥槐花15 g，荠菜30 g。水煎代茶饮。

2. 高血压，四肢麻木，腰膝无力：槐花（或槐米）、豨莶草各30 g。水煎服。

▶附注　药理研究证实，槐米、槐花和槐角均有降压作用，能改善毛细血管功能，防止因毛细血管脆性过大，渗透过高而引起的出血。高血压、糖尿病患者服之有预防出血作用。

豨 莶 草

▶来源　菊科植物豨莶 *Siegesbeckia orientalis* L. 的地上部分。

▶形态　一年生直立草本。茎有短柔毛，上部分枝常成二歧状。单叶互生；中部叶片三角状卵形或卵状披针形，长4～10 cm，宽1.5～6.5 cm，边缘有不规则浅裂或粗齿，两面有短柔毛，下面有腺点。花黄色；头状花序直径1.5～2 cm，多数聚生于枝端，排成圆锥花序；花梗密生短柔毛；总苞片2层，外层苞片5～6枚，腺状匙形或匙形，开展，长约1 cm，宽约1 mm，内层苞片卵状长圆形，长约5 mm，宽约2 mm；花冠管状，5裂；雄蕊5枚，花药连合。瘦果倒卵圆形，有四棱，顶端无冠毛。花期4～9月，果期6～11月。

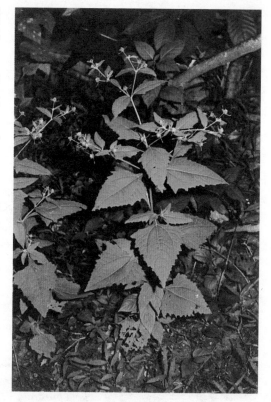

▶生境分布 生于村边、路边荒草地、山脚、山坡林边、田野、沟边灌木丛中。分布于我国陕西、甘肃、江苏、浙江、江西、安徽、福建、台湾、湖北、湖南、广东、广西、海南、四川、贵州、云南等省（区）；东南亚及北美热带、亚热带、温带地区、欧洲、俄罗斯、日本、朝鲜等地也有分布。

▶采收加工 夏、秋季花开前及花期采收，除去杂质，晒干。用时洗净，切碎。

▶性味功效 辛、苦，寒；有小毒。祛风湿，降血压。

▶用量 10～12 g。

▶验方 1. 高血压病：①豨莶草、夏枯草各10 g。水煎代茶常饮。②豨莶草、夏枯草各15 g，野菊花10 g。水煎服。③豨莶草10 g，长春花12 g，决明子、菊花各6 g。水煎服。④豨莶草15 g，臭茉莉根

（马鞭草科）30 g。水煎服。⑤豨莶草30 g，地骨皮（茄科枸杞根皮）10 g。水煎服。⑥豨莶草30 g，地骨皮15 g，野菊花10 g。水煎服。⑦豨莶草、桑寄生、夏枯草各15 g，龙胆草10 g。水煎服。⑧豨莶草15 g。水煎代茶常饮。

2. 中风（脑溢血），半身不遂：豨莶草研细粉。每次服6 g，每日服3次，开水吞服。

3. 高血压，四肢麻木，腰膝无力：豨莶草、槐花各30 g。水煎服。

4. 高血压，头晕，头痛，头胀，脚麻：①豨莶草、夏枯草各100 g，龙胆草30 g。共研细粉，每次服6 g，每日服3次，开水送服。②豨莶草50 g，白芍25 g。水煎服。

5. 高血压，中风偏瘫：豨莶草、牛膝、秦艽各20 g。水煎服。并配合针刺双曲池和足三里穴位。

▶**附注**　药理研究证实，豨莶草有降压、抗疟和镇痛作用。

墨 旱 莲（黑墨草、旱莲草）

▶**来源**　菊科植物鳢肠 *Eclipta prostrata*（L.）L.的地上部分。

▶**形态**　一年生草本。茎平卧地面或斜升，有贴伏糙毛，新鲜茎、叶折断后，断面逐渐变黑色，或新鲜茎叶揉之汁液变黑色，晒干后全草变黑色。单叶对生；叶片长圆状披针形或披针形，长2~5 cm，宽1~2 cm，先端尖，基部狭，边缘有锯齿或全缘，两面密生贴伏糙毛；叶柄极短。花白色；头状花序单个生于枝顶或叶腋，直径6~8 mm，有长柄；边缘的花舌状，雌性；中央的花管状，两性。瘦果扁四棱形，黑色，无毛，长约3 mm，顶端无冠毛。花、果期6~10月。

▶**生境分布**　生于湿润的路旁草地、沟边、田边、河边、田间、屋旁。分布于全国各省（区）；世界热带和亚热带地区也有分布。

▶**采收加工**　夏、秋季采收，除去杂质，晒干。用时洗净，切碎

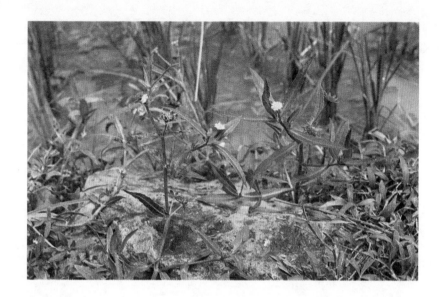

或切短段。

▶**性味功效**　甘、酸，寒。凉血止血，滋补肝肾，养阴清热。

▶**用量**　6～12 g。

▶**禁忌**　虚寒者忌服。

▶**验方**　1. 高血压病：①墨旱莲、积雪草各10 g，钩藤、马兰草（路边菊）、地桃花（锦葵科）各6 g。水煎服。②墨草莲、荠菜、马兰草、救必应（冬青科铁冬青）各15 g，望江南枝叶（豆科或云实科）30 g。水煎服。③墨旱莲、马兰草、望江南、积雪草、露兜勒根（露兜树科）各30 g。水煎服。

2. 高血压引起的失眠：墨旱莲、女贞子各20 g，夜交藤（何首乌藤）、合欢皮（豆科或含羞草科）各15 g。水煎服。

▶**附注**　药理研究证实，墨旱莲有止血和消炎作用，还有提高机体免疫功能和抗肝炎、抗癌的活性。

攀枝钩藤（钩藤）

▶**来源** 茜草科植物攀茎钩藤 *Uncaria scandens*（Smith）Hutch. 的带钩茎枝。

▶**形态** 攀缘状灌木。嫩枝四方形，密生锈色短柔毛；茎枝圆柱形或近方形，节上叶腋有对生的两钩（由不发育的总花梗变为钩状体），或仅一侧有钩，另一侧为凸起的疤痕，钩的长度1~2 cm，密生锈色短柔毛。单叶对生；叶片长圆状披针形或长椭圆形，长7~12 cm，宽4~5 cm，顶端尖，基部圆，上面粗糙或有疏短柔毛，下面有长柔毛，边缘全缘；叶柄长3~6 mm，密生短柔毛；托叶2深裂，有毛，长5~6 mm。花白色或淡黄色，聚合成球形的头状花序，直径2~2.5 cm，单个腋生或顶生；总花梗长1~2 cm，密生锈色短柔毛；花萼筒状，长约3 mm，密生柔毛，5裂，裂片线形；花冠管状，长9~

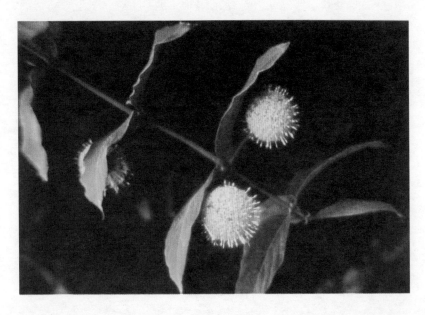

10 mm，外面有毛，5裂，裂片倒卵形，顶圆，长约2 mm；雄蕊5枚。蒴果小，倒卵形，长5～8 mm，有疏粗毛，无柄，顶端有宿存萼片，聚合成一球状体。种子多数，细小，两端有膜质翅，翅的一端2深裂。花、果期夏、秋季。

▶**生境分布**　生于山坡、山谷、路边疏林中。分布于我国广西、海南、贵州、云南等省（区）；中南半岛及印度等地也有分布。

▶**采收加工**　同毛钩藤。

▶**性味功效**　同毛钩藤。

▶**用量**　同毛钩藤。

▶**验方**　同毛钩藤。

▶**附注**　药理研究显示，攀枝钩藤所含的化学成分 *pteropodine* 有钙拮抗活性。